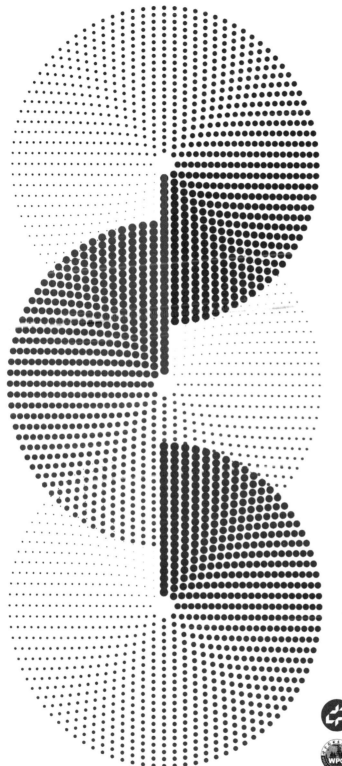

元气 神机

先秦中医之道（第2版）

张 东 著

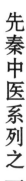
先秦中医系列之一

中国出版集团有限公司

世界图书出版公司
西安　北京　上海　广州

图书在版编目（CIP）数据

元气神机：先秦中医之道 / 张东著 . -- 2 版 . -- 西安：世界图书出版西安有限公司，2025.5. -- ISBN 978-7-5232-1457-2

Ⅰ. R2

中国国家版本馆 CIP 数据核字第 2025R7M653 号

书　　名	元气神机：先秦中医之道
	YUANQI SHENGJI XIANQIN ZHONGYI ZHI DAO
著　　者	张　东
责任编辑	胡玉平
装帧设计	新纪元文化传播
出版发行	世界图书出版西安有限公司
地　　址	西安市雁塔区曲江新区汇新路 355 号
邮　　编	710061
电　　话	029-87214941　029-87233647（市场营销部）
	029-87234767（总编室）
网　　址	http://www.wpcxa.com
邮　　箱	xast@wpcxa.com
经　　销	新华书店
印　　刷	西安雁展印务有限公司
开　　本	787mm×1092mm　1/16
印　　张	18.25
字　　数	240 千字
版次印次	2025 年 5 月第 2 版　2025 年 5 月第 1 次印刷
国际书号	ISBN 978-7-5232-1457-2
定　　价	68.00 元

医学投稿　xastyx@163.com　‖　029-87279745　029-87285296

☆如有印装错误，请寄回本公司更换☆

再版序

《元气神机：先秦中医之道》从2016年出版至今已逾八年，多次印刷共近三万册。本书在首版时即得到了王永炎院士、樊代明院士，国医大师翁维良、薛伯寿，以及全国名老中医麻柔老师等前辈的认可和推荐，实属晚辈之幸。如今全国已有几千名医生学习元气神机法，并应用于临床各科，取得了出色的疗效。

八年多的时间，元气神机法也在不断地丰富完善，所以决定将此书修订再版，新版虽然书名没变，但增加、修改、更新了约三分之一的内容，除了医案部分没有变化，其他部分均有增减、更新和调整，新版也传递了我的一些新理念，除了修订的内容，新增加的主要内容如下：

1. "道可道"新识
2. 提出"一学"
3. 归一法与观复法
4. 元气五性
5. 元气三法
6. 人体运气学
7. 中医推演理论

8. 寸关尺的真实定位

9. 寸口脉三维定位

10. 元气神机针刺法

先秦中医系列丛书已经出版了三本——《元气神机：先秦中医之道》《元气的力量：中医元气神机法医案与医理》《道生医：中医的顶层理论》。本书作为系列丛书的第一本分量很重。先秦中医并非中医考古，而是寻找中医之源。首先认清自身，然后才谈得上传承、创新、发展、结合。

张 东

2024年秋

序一

20世纪初叶中华优秀传统文化的传播，涌现出东学西渐与西学东渐并行，相互交织、渗透、融通的新时代。孔孟仁学，人性的自觉；老庄重生、顺其自然，将以儒藏、道藏为载体远渡重洋而誉满全球。当今世界政治、军事、外交、经济的纷争似有愈演愈烈的趋势，其本原与文化冲突密切相关，其问难、破策、守善、理政皆在我"国学"之中。若论及中医药学具有科学与人文的双重属性，科学求真，人文求美，人们总是追求真善美而以美启真、以美储善、以美立命。这是中医原创的优势，更是中华民族美德的体现。中医不是纯粹的科学，医学离不开哲学，也离不开经验，中医学理论上来源于老庄孔孟之学，下来源于实践经验的汇聚和升华，进而指导临床诊疗实践。中医药学以临床医学为核心，疗效体现学科的生命力。中医治学当溯本求源，古为今用。传承是基础，在传承的基础上创新。联想西医学近百年来靠器物与技术的进步而发展，然而多是淡化了人文关怀，自我觉着与患者的距离远了。近来有接受整体观的设计运用多组学、网络研究证候与方剂，容纳还原分析的成果，向中西整合医学方向探索，值得学界重视。

综观古往今来贤者名医均是熟谙经典、旁涉各家学说、厚积薄发、勤于临证、发皇古义而创立新说者。正所谓勤求古训、融汇新知，运用科学的临床思维方法，以显著的疗效诠释、求证前贤的理论，寓继承之中求创新发展。精读、研究老庄与孔孟学派原著，不仅于治学上溯灵素理论之根基的发挥至关重要，对于做人也需领会道德的箴言，所谓"儒家游方于内为入世，道家游方于外为出世，学人若能秉承以出世的精神做入世的事业，则涤除一切的烦、畏，淡泊名利而读经修身，做到无为而治。

欣闻翁维良学长培育之高足张东博士新著，研究《道德经》《周易》和《内经》三部经典之理论维系与关联，确是一本论"理"佳作，十分难得。书中提出《道德经》的核心概念之一是无为，人体之元气无为而治，以元气无为而无不为阐释疾病与健康的关联。《周易》讲了让元气无为就是要让万物归于阴阳，让阴阳归于一。哲学以"一"为大数而数学以"九"为大数；所谓"大曰逝，逝曰远，远曰返"，应是"大一"与"小一"的往复循环，所以"天根"和"月窟"是先天与后天的返复，以"空而有"又"有而无"。《庄子》云："天下有大美而不言，四时有明法而不议，万物有成理而不说。"这就是人类学历史本体论所讲的"人自然化"的最高境界，即执着人间又回归大地。关于人体脏腑气血运动有如太极图的诠释我亦赞同。但于宇宙自物体而论太极可能是球体而非平面，为冲气所动后阴阳归一。当然宇宙及其规律尚不可知。但宇宙观与人类的世界观、人生观等相关联。如无尽星空天体观测黑洞的发现、暗物质、反物质等引起科技朝向的大变革。实体本体论与关系本体论的结合，重视宏观理论的发掘是不可或缺的重要研究方向。

翁维良学长是当代的中医学家、中西医结合专家、中医临床专家。先生最令人感佩的是逾"古稀"的数年不辞辛苦作为中医中药科研项目监察的领军学者敬业公正、无私奉献的精神，实为我辈及后学的楷模。介绍推荐张东博士著作邀我作序，确是对我的信任与勉励。当今提到科研方法学，多以现代科技研究中医方证，今张东则以回溯黄老、孔孟之学读懂灵素要旨验之临床，且有"归一饮"与"观复汤"之创新方解又有观察疗疾之效，显然也是一种中医研究的方法。今日之潮流趋势推广以中医自身理论的研究已不多见了。冀望张东博士能"安危不贰其志，险易不革其心"（魏徵），走自己的路，嘉惠医林，至哉幸哉。

中央文史研究馆 馆员
王永炎
乙未冬月

> 其問難破策守善理政
> 皆在我国学之中

序

本世纪初叶中华民族的优秀传统文化的传播，涌现出东学西渐与西学东渐并行，相互交织、渗透、融通的新时代。孔孟仁学人性的自觉，老庄重生顺其自然将以儒藏、道藏为载体远渡重洋而誉满全球。当今世界政治军事外交经济的纷争似有愈演愈烈的趋势，其本原与文化冲突密切相关。若论及中医药学具有科学与人文的双重属性，科学求真人文求美，人们总是追求真善美而以美启真、以美储善、以美立命。这是中医原创的优势，更是中华民族美德的体现。医学不是纯粹的科学，医学离不开哲学，也离不开经验，中医学理论上来源于老庄孔孟之学，下来源于实践经验的汇聚和升华，进而指导临床诊疗实践。中医药学以临床医学为核心，疗效体现学科的生命力。中医治学当溯本求源，古为今用，传承是基础，在传承的基础上创新。联想西医学近百年来靠器物与技术的进步而发展，然而多是淡化了人文关怀，自我觉着与患者的距离远了。近来接受整体观的设计运用多组学、网络研究证候与方剂窦纳还原分析的成果，向中西整合医学方向探索，值得学界重视。

　　综观古往今来贤哲名医均是熟谙经典旁涉各家学说厚积薄发，勤于临证发皇古义而创立新说者。正所谓勤求古训、融汇新知，运用科学的临床思惟方法，以显著的疗效诠释、求证前贤的理论，寓继承之中求创新发展。精读与研究老庄与孔孟学派原著，不仅于治学上溯灵素理论之根基的发挥至要，对于作人也需领会道德的箴言。所谓"儒家游方于内为入世，道家游方于外为出世，学人若能禀承以出世的精神做入世的事业，则除一切的烦、畏，淡泊名利而读经修身，做到无为而治。

　　顷闻翁维良学长培育之高足张东博士新著研究《道德经》、《周易》和《内经》三部经典之理论体系与关联，确是一本论理佳作十分难得。书中提出《道德经》的核心概念之一是无为，人体之元气无为而治以元气无为而无不为阐释疾病与健康的关联。《周易》讲了让元气无为就是要让万物归于陰陽，让陰陽归于一。哲学以"一"为大数而数学以"九"为大数；所谓"大曰逝、逝曰远、远曰返"就是"大一"与"小一"的往复循环，所以"天根"和"月窟"是先天与后天的返复，以"空而有"又"有而无"。《庄子》："天下有大美而不言，四时有明法而不议，万物有成理而不说。"这就是人类学历史本体论所讲的"人自然化"的最高境界，即执着人间又向归大地。关于人体脏腑氣血运动有如太极圈的诠解我亦赞同。但于宇宙体自物而论太极可能是球体而非平面，为冲氣后动后陰陽归一。当然宇宙及其规律尚不可知。但宇宙观与人类的世界观、人生观等相关联。如无尽星空天体观测黑洞的发现、暗物质反物质引起科技朝向的大变革。实体本体论与关係本体论的结合，重视宏观理论的发掘是不可或缺的重要研究方向。

翁维良学长是当代的中医学家中西医结合专家中医临床家。先生最令感佩的是愈古稀的数年不辞辛苦做为中医中药科研项目监察的领军学者竞业公正無私奉献的精神，实为我辈及后学的楷模。介绍推荐張東博士著作邀我作序，多以现代科技研究中医方证,今张东则确是对我的信任与勉励。当今提到科研方法学以回溯黄老孔孟之学,读懂灵素要旨聪之临床,且有"归一饮"与"观复汤"之创新方解又有观察疗疾之效,显然也是一种中医研究的方法。今日之潮流趋势推广以中医自身理论的研究已不多了。冀望张东博士能"安危不贰其志、险易不革其心"(唐·魏徵)走自己的路,嘉惠医林至哉幸哉。

中央文史研究馆 馆员

王永炎
乙未冬月

序二

我是一名西医师,但我很喜欢中医,因为在我的工作中,确有不少西医药治不好的病用中医药治愈了。我认为,中西医间的整合是未来中国医学发展的出路所在,出息所在。

要谈中医,首先要学习中医。学中医不能一概与西医比较,有人甚至说中医不科学。无论中医还是西医,其实医学都要比其他自然科学复杂得多。我们不能用单纯的自然科学理论或标准来束缚医学发展。中西医对人体的认识及解决问题的思路与方法是不同的,不同的不等于就是错误,因为中医经过中华民族几千年反复地实践验证,证明对人体的健康是有益的,对疾病的治疗是有效的。

要学中医,首先要学习中文。这里的中文不单指中国文字,而是泛指中国文化。中国文化博大精深,源远流长,中医理论和实践是建立在中国传统文化基础之上的,如果读不懂几千年传承下来的国学经典,不理解阴阳五行的真实含义,那就很难理解中医和中药,更谈不上对中医和中药的继承和创新了。

本书的显著特点是作者在反复通读《周易》《道德经》《黄帝内经》等典籍基础上,将中国传统文化、中医药理论与实践、西医药理论与实践三者相互联系,去解读、分析乃至诠释临床上经常碰到的问题,即为什么有时有理无效,而有时又有效无理;为什么有时治了不愈,而有时又不治而愈。

这是一本富有整合医学理论与实践创意的书。医学中含有大量科学知识，但同时又含有大量不属于科学范畴，甚至比科学还重要的知识。可以说凡是与人体有关的一切学问都和医学有关，都可视之为医学知识。以人为整体，将其整合，有所取舍，形成新的医学知识体系，这就是整合医学（Holistic Integrative Medicine，HIM）。本书是将文化与医学整合的一次尝试，当然毕竟是开始，难达十全十美，但如此走下去，一定是有益的。我们不要指责它是否完美，这样不公平。但我们可以为之提出建议，那是通向完美的助推器。

是为序。

中国工程院院士　**樊代明**
西京消化病医院院长

序三

国学是国医的根。中医学(国医)深深扎根在中华传统文化(国学)这片沃土里,中医学与中国传统文化中儒、释、道的思想,一以贯之。太极乃一,是宇宙万物究竟之本源。故孔子名之曰"仁",老子名之曰"道",释迦名之曰"佛"。儒、道、释的最高境界在儒为圣贤,在道为神仙,在释为佛。儒家讲唯精唯一,道家讲抱朴守一,佛家讲万法归一。儒家的圣,道家的神,释家的佛,都是把握了宇宙究竟的本源,认识了宇宙人生的事实真相,亦即《周易》中之太极,亦即"道",亦即"仁",亦即"佛",亦即"一"。一即太极,太极即一。易中之太极即是"一",一生两仪,即性即相,即心即物,即空即色,即体即用;性为阴,相为阳;心为阴,物为阳;体为阴,用为阳;空为阴,色为阳。性相一如,心物一元,体用合一,空色不二,此即佛学不二法门,亦即周易阴阳合一为太极,是形而上的道体与形而下世界的和合,是物质与精神的统一。

张东博士深明其理、深谙其道,用"归一饮""观复汤"治疗各种病证取得良好疗效。张东博士经过深入研习和思考寻找到《黄帝内经》的思想本源——《道德经》和《易经》。

张东博士的思想和吴见非先生不谋而合。吴见非先生认为太极图、河图、洛书是医学宗旨,是世界公理,也是中医点睛的龙珠。言乎道,则先天八卦图所示之阴阳，是生成天地的法则；言乎地，则河图所示之五行；言乎天，则洛书所示之八卦。地法天，五行之数应八卦之象；天法道，八卦之象应阴阳之理。吴见非先生在他著的《文明的对话》《龙图论医》两书中，处处展示了《道德经》《易经》《黄帝内经》的智慧，说明《道德经》《易经》《黄帝内经》是中医学的基石。

张东博士正是践行《礼记·中庸》中"博学之，审问之，慎思之，明辨之，笃行之"的学问之道，经博学、审问、慎思、明辨，找到内经的思想本源——《道德经》和《易经》。又在临床实践中以"归一饮""观复汤"笃行之。

张东博士的学问之路可为中医人提供借鉴。

中国中医科学院西苑医院

麻　柔

前言

"探索先秦中医之道",先秦是指秦朝建立之前的历史时代,经历了夏、商、西周,以及春秋、战国等历史阶段。先秦的思想和文化是中华文化的源头,深刻地影响着中国人的思维,其中以《周易》及春秋、战国之先秦诸子为代表的思想,更是先秦文化的一个巅峰。德国哲学家雅斯贝尔斯(Karl Jaspers),有一个很著名的命题——"轴心时代",意指一个对全部人类文化史具有控制意义、提挈意义和动力意义的年代。他在1949年出版的《历史的起源与目标》中曾提到:公元前800年至公元前200年之间,是人类文明的"轴心时代","轴心时代"发生的地区大概是在北纬30度,就是北纬25度至北纬35度之间。这一时期是人类文明精神的重大突破时期。在轴心时代,各个文明都出现了伟大的精神导师,苏格拉底、柏拉图、释迦牟尼、老子、孔子,他们所创立的各自的思想体系,共同构成人类文明的精神基础,直到今天,人类仍然附着在这些基础之上。雅斯贝尔斯还说:"直至今日,人类一直靠轴心时代所产生、思考和创造的一切而生存。每一次新的飞跃都会回顾这一时期,并被它重燃火焰。自那以后,情况就是这样。轴心期潜力的苏醒和对轴心期潜力的回忆,或曰复兴,总是提供了精神动力。"《周易》以及先秦诸子的思想正是轴心时代的经典,黄摩崖先生更是将先秦文化比作中华文明高贵的头颅,春秋战国时代也一向被学者称为中国文化的黄金时代。这个时代产生了中医，并且产生了传奇般的医学家如扁鹊、医和、医缓等，这一时代的思想也是《黄帝内经》的思想之源。

一直以来，人们有个疑问，即时代明明是在进步和发展，为什么中国古人这么崇古？以中医为例，《黄帝内经》《伤寒论》不是一般的中医经典，简直就是一个难以企及的高度并且成为后世医学思想的源泉。其实这与中国的传统思维方式是密切相关的，在本书"后记"中我谈到，中医和西医的本质区别不是用什么药，也不是输液或针灸，而是二者世界观和认识世界的方式的不同。西方认识自然的方法是物我分离的认识方法，而中国古人了解自然的方式是要做到人与自然的合一，而这需要做到意识、行为上的无思、无为、无欲，正如《易传》所云："易无思也，无为也，寂然不动，感而遂通天下之故。"如此才能"感而遂通天下"，是一种独特的了解世界的方式，其与西方物我分离的认识方法完全不同。古人的这种认识方法随着物质的发达也越来越为后世所不知。后世物我分离的认识方法越来越成为主流，这种方法虽然发展迅速，但其本身也有很大的局限性，而物我合一的认识方法后世已无从认识和体验，但这种对自然的认识是本然的、无可替代的，这就是后世崇古的主要原因之一。而中国传统文化尤其是中医却恰恰是从此起源的，尤其是在先秦思想和文化背景下产生的先秦中医更是我辈应该探求的，因为那也是中医之源。

如果《黄帝内经》是后世中医之源的话，那么先秦中医更是《黄帝内经》之源。但先秦中医业已失传，如何探求？好在古人告诉我们万物之理皆相通，只要明晓古人的世界观和思维方式就有迹可循。先秦中医是在先秦文化背景下产生的，它对于人体的看法必然与对待自然的看法是相通的，因为古人认为天人相应。因而先秦古籍、诸子百家、黄老之学、天文历法甚至甲骨文、考古发现等，都是我们应该学习的重要文献。我辈当溯源而上，以求中医之本。

北宋大儒张载有著名的横渠四句：为天地立心，为生民立命，为往圣继绝学，为万世开太平。追溯先秦文化，探索先秦中医之道，为往圣继绝学，应是每一位有志于中医事业之士的责任。

缘　起

《黄帝内经》是中医经典中的经典，历代各家各派都以《黄帝内经》为宗，但《黄帝内经》的学术思想来源是什么呢？为什么要问这个问题，因为《黄帝内经》中有许多为什么。比如为什么要分藏府？为什么是五藏和六府？五藏和六府相配的原理是什么？五藏配五府本可以正好，为什么要加上一个三焦？三焦还有名而无形。以后为了配三焦又加上一个心包，这样做到底有没有意义？有什么意义？我们知道太阳是三阳，阳气最盛，为什么要配寒水？如果说阴与阳要相配？那么为什么太阴与湿土相配？太阴是三阴，湿土也属阴。这些都需要回答脏腑相配的原理是什么？十二经相配的原理是什么？又如《黄帝内经》中说"肝至悬绝，十八日死"，为什么？如果不明白《黄帝内经》背后的思想来源，这些问题就很难解决。关于《黄帝内经》的研究大多停留在《黄帝内经》中讲了什么，而很少有探讨《黄帝内经》为什么这么讲？这么讲的原理是什么？这么讲的意义是什么？

除此之外，探讨《黄帝内经》背后的原理还有什么更深的意义呢？我们知道《黄帝内经》是其以后医学思想的重要起源，但《黄帝内经》不是它以前医学的全部，可能只是其之前医学的一小部分，而这一小部分却对后世医学产生了如此大的影响，那《黄帝内经》之前的那些失传的医学思想，如扁鹊、仓工等的医学思想，会不会产生更深更大的影响呢？如今，这些医学思想大多已经失传了，我们无从寻找。但是这些失传的医学思想和《黄帝内经》都有共同的思想来源，明白了《黄帝内经》的思想起源，就找到了这些失传的医学思想的线索。不明白《黄帝内经》的医学思想之源，只是被动地去做，而不明白为什么要这样做，知其然而不知其所以然，就不可能真正理解《黄帝内经》中的含义，也不可能真正地继承和发展。同样，不能真正地理解中医基本理论就无法正确地评价它，中医现代化也会成为无源之水、无本之木。比如经络的研究，如果不理解古人说的经络的本质，就往往找不到正确的研究方向，如果研究方向都是错的，那怎么会有成果呢？又如《黄帝内经》中说藏府与九窍相通，于是许多学者就用现代医学的方法去找依据，从神经、血管、激素、胚胎学或分子生物学的角度去找依据，这种思路对吗？《黄帝内经》还说九窍与九州相通，难道你还能找到九窍和九州的生物物理学的相关性吗？这些就是不明白古人说这些话的真实含义所致，如果连古人说这些话的本义都不清楚，怎么去研究？即使研究出来一些似是而非的东西又有什么意义呢？

多年来，我一直力图去寻找中医的思想本源，尤其是《黄帝内经》的思想本源。《黄帝内经》的思想本源无疑与它的时代思想是相连的，中医不是《黄帝内经》时代突然蹦出来的，而是经过长时间的文化积累、理论积累和经验积累逐渐形成的。但有一点可以肯定，《黄帝内经》受到了先秦文化和思想的影响，研究《黄帝内经》的思想本源绝不能跳过先秦文化这个大背景。

中医起源和发展的土壤是中国的传统文化，中国传统文化以儒、释、道为代表，除了佛教文化，道和儒都是中国本土的思想和文化。道家思想的原始经典和思想源泉是以老子的《道德经》为本，而儒家的经典是六经。中国儒家学派创始人孔子晚年整理了《诗》《书》《礼》《易》《乐》《春秋》，后人称之为六经，而《周易》被奉为六经之首，是儒家思想经典中的经典。道家长于无为而出世，儒家则以中庸之道而入世，两种思想都深刻地影响了《黄帝内经》及后世中医的发展。

从《黄帝内经》托名黄帝可以看出其与老子道家思想的渊源。中国古代将黄帝和老子的学问并称为黄老之学，黄老之学始于战国而盛于西汉。司马迁在《史记》中屡次提及黄老之学，《黄帝内经》就是黄老学派的著作之一。

《黄帝内经》的许多思想都继承了老子《道德经》的思想。例如，我们知道"无为"是《道德经》的核心思想之一。我们看《道德经》中"是以圣人处无为之事，行不言之教""道常无为而无不为"，再看《素问·阴阳应象大论》中"是以圣人为无为之事，乐恬憺之能，从欲快志于虚无之守"。

"朴"也是《道德经》重要概念之一，《道德经》中云："道常无，名朴，虽小，天下莫能臣。""甘其食，美其服，安其居，乐其俗。邻国相望，鸡犬之声相闻，民至老死，不相往来。"《素问·上古天真论》同样说："美其食，任其服，乐其俗，高下不相慕，其民故曰朴。"

《道德经》非常重视"一"，《道德经》中云："天得一以清，地得一以宁，神得一以灵，谷得一以盈，侯王得一以为天下正。"《素问·玉机真藏论》中云："揆度奇恒，道在于一。"从中我们可以看出《道德经》是《黄帝内经》产生的思想源泉之一，《黄帝内经》继承了《道德经》的道家思想。

同样，《周易》作为比《道德经》更古老的先秦典籍，其思想同样深刻地影响了《黄帝内经》，是《黄帝内经》思想体系的重要起源之一。

《黄帝内经》和道家的丹道养生都继承了老庄的道家思想和《周易》的思想，但二者后来却有着不同的发展方向。《黄帝内经》以后的医学发展了以《道德经》"三生万物"和《周易》"后天而奉天时"为主导的后天医学体系，而道家丹道养生则发展了以《道德经》"抱元守一"和《周易》"先天而天弗违"为根本的先天医学体系，二者可以并列称为中国传统医学的两大支柱，只不过由于两种医学体系的目的不同及历史原因，一个显于世，一个隐于世，隐于世者则少有人窥及。

本书将以《周易》《道德经》的思想为宗，回溯《黄帝内经》时代的思想之源，从中发展出一个"新"的医学思路，并将之应用于临床实践。其所谓的"新"，也许会更古老，因为在《黄帝内经》之前的时代，产生这种医学思想或许是水到渠成的，只是后来失传了而已。

从本书中，大家会逐渐理解要学好中医就必须懂得中国传统文化、懂得中国古人的思维方式。这是必要条件，非此不可。

需要说明的是，为了照顾到没有古文基础的读者，本书中古文部分予进行适当的白话翻译，但有些语句，尤其是《道德经》的语言就像诗歌一样，似乎一经翻译，语言所传达的含义就变了味道，而且如果不能从通篇的角度去理解，只是表面上的逐字逐句翻译，反而会曲解其本义，或者只见树木不见森林，所以本书大多采取意译，有时干脆不译，只就难解的字词予以注释，希望读者细读这些像诗歌一样的语句，反复读之，常常会回味无穷，而其义自现。

另外，本书适当采取倒叙的方法，先写出方剂和医案，读者循迹溯源，自然会看到理论和立法。

要　义

本书从《道德经》《周易》和《黄帝内经》三部经典中汲取营养，《道德经》和《周易》既然谈论了天地之理，则人体之道亦在其中。《黄帝内经》中云"化不可代，时不可违"，这是《道德经》的思想；"谨守其气，无使倾移……必养必和，待其来复"，这是《周易》的思想，笔者谨依此旨，为是书。

《道德经》的核心概念之一是无为，治病之根本也应该是让人体之元气无为而治。现代医学是以疾病为中心，寻找疾病，然后祛除它。而本书的观点是人体从不健康到恢复健康，是元气从受损到恢复的过程，恢复健康就是恢复元气无为的状态，元气无为而无不为，人体才能真正健康，健康恢复了，疾病就自然祛除了。故《孙子兵法·谋攻篇》说："是故百战百胜，非善之善者也；不战而屈人之兵，善之善者也。"况且现代医学对于疾病远不能百战百胜，而本书之方法意在不战而屈人之兵，不治病而病自除。

《周易》和《道德经》及道家丹道养生思想中隐藏了让元气恢复无为的方法。"道生一，一生二，二生三，三生万物"，一为元气，二是阴阳，人体的脏腑气血可以比喻为人体的万物。要想让人体元气无为就要让人体的"万物"归于一，归于一才能使元气无为，这个过程道家称之为后天返先天。《周易》认为后天返先天的关键在复卦和姤卦，宋·邵雍称之为"天根"和"月窟"。

人体脏腑气血的运动如太极图，阴阳左升右降形成圆，左升为阳、为生发，右降为阴、为收藏，生发之气和收藏之气"冲气以为和"，就形成了这个圆的圆心。而这里有两个"机"，即关键点，一个是气化圆运动中阳的起点，即生发之气的起点，道家称之为"天根"，应于天时是"冬至一阳生"之点；一个是气化圆运动中阴的起点，即"收藏之气"的起点，道家称之为"月窟"，应于天时是"夏至一阴生"之点。天根、月窟这两个点就是人体气化圆运动之机，也是后天元气之机，是关键点。

笔者从圆心、天根、月窟此三点立足，依阴阳归一之理，立两个方剂，一是归一饮，一是观复汤。

归一饮脱胎于四逆汤，以制附子为臣，从一阳初动处启动生长之机，令生长之气修复；以灸甘草为君药，以甘草的"至中和"之性接引"生发之气"归入圆心，干姜连接附子与甘草，为之佐使。此方立足于天根与圆心，启动生长之机，令生长之气和收藏之气冲气相和，和于圆心。

观复汤脱胎于理中丸，以红参为臣，从"夏至一阴生"处启动收藏之机，令收藏之气修复；同样灸甘草是君药，接引"收藏之气"归入圆心；干姜、白术连接红参和灸甘草，为佐使。此方立足于月窟处，启动收藏之机，令收藏之气与生长之气相和于圆心。《黄帝内经》中云："谨守其气，无使倾移。"这两首方剂谨守阴阳之机，令阴阳相和，元气自然修复，元气无为而无不为，不治病而病自除。两方的目的是令"生长之气"与"收藏之气"相和，阴阳冲和而元气复，元气复则疾病去。

本书医案源于笔者和学生，包括多种疾病，所附医案尽量做到病种不重复。

本书试图通过深入挖掘中国传统文化探索中医之源，而一旦找到了中医的源头活水，就可以在中国传统文化的土壤中产生新的思想，使中医更具生命力。

全国老中医药专家学术经验继承人
中国中医科学院西苑医院心血管科主任医师　　张　东

目录

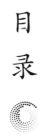

上篇　方与案

归一与观复　　　　　　　　　　　　/ 2
　　四逆汤真义　　　　　　　　　　　/ 3
　　归一饮　　　　　　　　　　　　　/ 7
　　观复汤　　　　　　　　　　　　　/ 10
　　归一法与观复法　　　　　　　　　/ 13

作者医案　　　　　　　　　　　　　/ 16
　　医案精选　　　　　　　　　　　　/ 17

下篇　立言与立行

《道德经》与中医　　　　　　　　　/ 64
　　道可道　　　　　　　　　　　　　/ 66
　　道生一　　　　　　　　　　　　　/ 70
　　一生二——阴阳之本　　　　　　　/ 73

无为——道之德	/76
冲气以为和	/81
冲脉之原	/83
天下神器	/85
虚其心不尚贤	/89
兵者不祥之器	/92
无代化，无违时	/98
上医和上士	/100

《周易》与中医 /102

不知易不足以言太医	/103
《周易》——象意思维	/106
五藏究竟藏了什么？	/111
八卦与脾	/112

元气篇 /115

一　学	/116
元气为一	/122
圜道之五藏	/128
脾胃与后天元气	/131
先天元气	/133
两个圆心	/136
命门——先后天连结之门	/138
元气五性	/140

神机篇 /143

神机——天根与月窟	/144
正圆归一	/148
唯辨阴阳	/151

先天法与后天法　　/ 153

道与术　　/ 156
　　元气三法　　/ 157
　　附子会调光元气吗？　　/ 159
　　归一饮、观复汤会伤阴吗？　　/ 161
　　附子应该用多大剂量？　　/ 164
　　用归一饮、观复汤会"上火"吗？　　/ 166
　　最佳治疗——元气的战略　　/ 168
　　什么是排病反应？　　/ 172

人体运气学——中医里的《周易》　　/ 176
　　厘清本来面目　　/ 177
　　客观的认识　　/ 179
　　中医推演理论　　/ 183
　　天地人三才病因　　/ 187
　　人体的五运六气　　/ 189

寸关尺定位法　　/ 194
　　寸关尺的真实定位　　/ 195
　　脉诊的三维定位　　/ 204

学生医案　　/ 205
　　张萍医案　　/ 206
　　宋宜宁医案　　/ 231
　　张芳芬医案　　/ 238
　　元气神机针刺法　　/ 242
　　张芳芬感悟　　/ 249

附　录　　/ 251

后　记　　/ 262

上篇 方与案

《凡物流行》：是故有一，天下无不有；无一，天下亦无一有。

《道德经》：万物并作，吾以观其复。

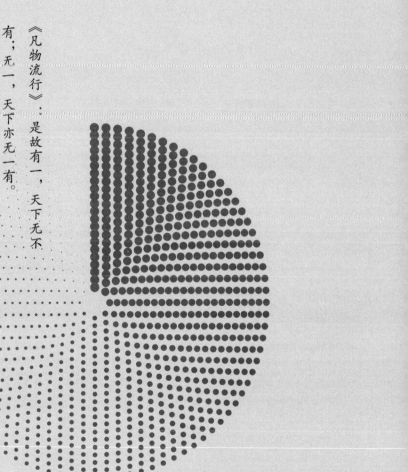

归一与观复

"归一"源于《道德经》之"抱一"：

载营魄抱一，能无离乎？

——《道德经》第十章

是以圣人抱一为天下式。

——《道德经》第二十二章

归一即抱一，归于一元。

"观复"也源于《道德经》：

万物并作，吾以观其复。夫物芸芸，各复归于其根。归根曰静，静曰复命，复命曰常，知常曰明。

——《道德经》第十六章

观复，意在观本复元，复命者也。本书将归一、观复用作两个重要方剂的名称，即归一饮、观复汤。而这不仅是方剂名称而已，更重要的是这两个词所蕴含的思想。

四逆汤真义

归一饮脱胎于四逆汤,要想明白归一饮我们得先看懂四逆汤。

四逆汤方药组成:

甘草二两(炙),干姜一两半,附子一枚(生用,去皮,破八片)

上三味,以水三升,煮取一升二合,去滓,分温再服。强人可大附子一枚,干姜三两。

《伤寒论》中的四逆汤回阳救逆,主治少阴病阴寒内盛证。首先一个问题是四逆汤为什么能回阳救逆?

我们看看《伤寒论》中关于四逆汤的所有条文:

伤寒,医下之,续得下利清谷不止,身疼痛者,急当救里;后身疼痛,清便自调者,急当救表。救里,宜四逆汤;救表,宜桂枝汤。(91)

病发热头痛,脉反沉,若不差,身体疼痛,当救其里,四逆汤方。(92)

脉浮而迟,表热里寒,下利清谷者,四逆汤主之。(225)

自利不渴者,属太阴,以其藏有寒故也。当温之,宜服四逆辈。(277)

少阴病,脉沉者,急温之,宜四逆汤。(323)

大汗出,热不去,内拘急,四肢疼,又下利、厥逆而恶寒者,四逆汤主之。(353)

大汗,若大下利而厥冷者,四逆汤主之。(354)

下利，腹胀满，身体疼痛者，先温其里，乃攻其表。温里，宜四逆汤；攻表，宜桂枝汤。（372）

呕而脉弱，小便复利，身有微热，见厥者难治，四逆汤主之。（377）

吐利汗出，发热恶寒，四肢拘急，手足厥冷者，四逆汤主之。（388）

既吐且利，小便复利而大汗出，下利清谷，内寒外热，脉微欲绝者，四逆汤主之。（389）

我们看到11条，只有2条没有提到"下利"和"厥"，有关四逆汤的条文中出现最多的症状就是"四肢厥冷"和"下利"了。但我们知道下利和四肢厥冷均与脾直接相关。如《素问·太阴阳明论二十三》中云："四肢皆禀气于胃，而不得至经，必因于脾，乃得禀也。"《医学衷中参西录》中说："方名四逆者，诚以脾主四肢，脾胃虚寒者，其四肢常觉逆冷，服此药后，而四肢之厥逆可回也。"四肢厥冷、下利的直接原因是脾胃虚寒，所以《伤寒论》太阴篇中说："自利不渴者，属太阴，以其脏有寒故也。当温之，宜四逆辈。"注意"属太阴""宜四逆辈"。但是《伤寒论》中的四逆汤确实是治疗少阴病的，四逆汤回阳救逆，主治少阴病阴寒内盛，阳气欲脱。那为什么少阴病四逆汤证会出现脾胃虚寒的症状呢？而且几乎是四逆汤证的必有症状。其实，下利和四肢厥冷不只是说明少阴寒盛导致脾胃虚寒这么简单。

我们知道少阴病阴寒盛或者虚寒重时，常多死证，那么为什么死证之前、阳气欲脱时常常会出现四肢厥冷、下利这些脾胃虚寒的表现呢？从后文的叙述中我们就会知道，脾胃是后天圆运动的次级圆心，紧邻终极圆心，阳气欲脱时出现四肢厥冷恰恰象征着次级圆心的崩溃，也预示着终极圆心将要崩溃，最后预示着圆运动的崩溃。脾胃虽然不是后天圆运动的终极圆心，但它是圆运动的准圆心，或次级圆心，是终极圆心的外化表现之一，下利和四肢厥冷是脾胃这个圆心崩溃的表现，也是圆运动终极圆心崩溃的前奏。圆心一溃败，整个圆运动就溃败了。圆运动不存在了，出入废则神机化灭，升降息则气立孤危，阴阳将离决，故仲景于此证常曰"不治"。

但发生在四逆汤证的圆心崩溃又有其特殊性，我们知道肾阳正是一阳初动处的天根（下编述），是圆运动的起点，是连接圆心的关键点，如果这个点不能起始了，圆运动就不能进行下去了，因此当务之急是急救天根，但根本目的是救圆心，所以四逆汤不只是救肾阳以救脾阳这么简单，而在于救圆心，救圆运动，救升降出入之机，这才是四逆汤的深意，这才是真正的回阳救逆。

四逆汤里三味药：炙甘草、干姜、生附子，按汉代1两为今之15.625克计算，剂量如下：炙甘草32g，干姜24g，生附子约为15g。炙甘草的量最大。

我们知道圆心有中和之性（下节论述），因此要有中和之性的中药才能与之相合，中药之中最合适的就是甘草。

甘草，盖甘之味有升降浮沉，可上可下，可内可外，有和有缓，有补有泄，居中之道尽矣。

——《汤液本草》

甘草，味至甘，得中和之性。

——《本草正》

甘草，备冲和之正味，秉淳厚之良资，入金木两家之界，归水火二气之间，培植中州，养育四旁，交媾精神之妙药，调济气血之灵丹。

——《长沙药解》

弘景曰：此草最为众药之主，甄权曰：诸药中甘草为君，治七十二种乳石毒，解一千二百般草木毒，调和众药有功，故有国老之号。

——《本草纲目》

李时珍自注说：

甘草外赤中黄，色兼坤离；味浓气薄，资全土德。协和群品，有元老之功；普治百邪，得王道之化。赞帝力而人不知，敛神功而己不与，可谓药中之良相也。

——《本草纲目》

这里"赞帝力而人不知，敛神功而己不与"与《道德经》说的"是以圣人处无为之事，行不言之教。万物作焉而弗始，生而弗有，为而弗恃，功成而弗居"含义相同，正是元气的无为之性。因此，相对而言甘草最接近元气的特性，当然只能是后天元气。

很多人认为甘草入脾胃，唯独李时珍说甘草"通入手足十二经"。如果从这个角度就很好理解了。

甘草的中和之性是最接近圆心的，以之为君，是直入圆心之意。而附子、干姜都以炙甘草为中心，也就是以圆运动的圆心为中心。干姜，入脾胃中焦，其性守而不走，此之性近甘草，故上接炙甘草。但干姜味辛，与附子同性，故下连附子。所以干姜是甘草和附子的相连之药，是为佐使。生附子在四逆汤中祛寒邪、先通肾阳，使生长之机得复，然后再和甘草归入圆心，使圆心稳固，圆运动得以循环，如此则救逆成功，此为四逆汤的真义。

归一饮

归一饮：

炙甘草 15~20g，干姜 3~15g，制附子 10g

根据制附子的品质和剂量，选择先煎 15~30 分钟，或者更长时间。以上用量既是一般用量也是药物之间的比例，上述剂量可以等比例缩小或扩大，炙甘草一般是制附子的两倍或两倍以上，最少也要 1.5 倍，而干姜的量一定要小于炙甘草。

归一饮脱胎于四逆汤，把四逆汤中的生附子换为制附子，这时就已经不能再称其为四逆汤了，因为它的主要作用不只是回阳救逆了。本质上讲生附子和制附子的作用并不完全一样。仲景凡取回阳救逆之功则用生附子，如四逆汤、通脉四逆汤、白通汤、茯苓四逆汤、干姜附子汤等；而制附子则多用于温阳补肾、温经逐湿方剂，如真武汤、附子汤、桂枝附子汤等。从中药炮制上讲，一般是熟品偏补，生品偏泻；生品多偏散，熟品多偏固敛，如生地黄和熟地黄。《本草纲目》中说："地黄生则大寒，而凉血，血热者需用之，熟则微温，而补肾，血衰者需用之。"再如生甘草和炙甘草、生白术和炒白术、生白芍和炒白芍等。因此相对于生附子，制附子多有固阳、摄阳之功，这也是后世用之引火归原的原因之一。而即使制附子，因其剂量不同，用意也不同，如温经逐湿大多用两枚甚至三枚，如附子汤、桂枝附子汤；温阳补肾大多用一枚，如真武汤、桂枝加附子汤，这是少火生气之意。

按李可老先生的经验，生附子的药效是制附子的两到三倍，即生附子一枚15~20g约相当于制附子40~60g，这也是李可老先生用大剂量制附子的理论基础之一，因此要起到《伤寒论》四逆汤祛少阴阴寒、回阳救逆的作用，其配比则为制附子40~60g、干姜24g，炙甘草32g（按汉代的一两等于现代的15.625g算），这个时候制附子反而是最大剂量，而归一饮中制附子的剂量却是较小的，这说明两个方剂的用意是不同的。

归一饮将四逆汤的生附子换成了制附子，且用小量，用意不在祛寒邪，而正是取少火生气之意，而且制附子辛散中又有固敛之意。而少火生气不是只为了补肾阳，是为了修复圆心，修复圆心不只是恢复脾胃之气，而是为了修复后天元气（下节详述）。因此归一饮一定是以炙甘草为君药，剂量最大，干姜连接制附子和甘草，即连接天根与圆心，虽为佐使，但其作用不可或缺；制附子少火生气，启动生长之机，是为臣。黄元御、郑钦安也谈到四逆汤和附子，但多从五行中火与土的关系论述，没有从圆运动的角度阐述，似乎还隔了一层（图1）。

归 一 饮

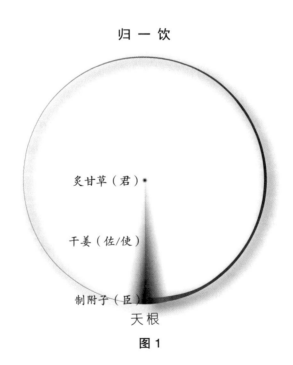

图1

《黄帝内经》中云："少火生气，壮火食气。"如果想要扶正，那就一定是少火，是温煦之火，一定不是燥烈之火，所以制附子的量很少。我们做个比喻，甘草入中焦脾胃，就好像锅里的食物，制附子相当于火，制附子这个火要把锅里的食物煮熟，少火就像煲汤，像小火慢炖，这和大火快煎出来的效果是不一样的，如果你想把食物里的精华充分释放出来，并让这些物质充分溶解并产生化合作用必须是小火，经过长时间的煎煮，才能达到效果。我们知道，在我国南方，煲汤常常要花七八个小时，那出来的味道一定是不一样的。同样是一锅汤，如果你把火加到最大，可能汤很快就开了，但是它析出的成分、程度肯定是不一样的。再举个例子，比如煮牛奶，因为着急把火开得特别大，锅边儿都糊了，但中间的牛奶还没熟。煲汤就像少火，急火猛煎就像壮火。

归一饮将四逆汤的生附子换成了制附子，且用小量，用意不在祛寒邪，正是取少火生气之意，使一阳初动。炙甘草的用量最大，是引入圆心之药。干姜兼有守和散两方面的功能，它连接制附子与甘草，是甘草和制附子中间的枢纽。如果将制附子比喻为燃气罐，那么干姜就像燃气灶的阀门，可以调节制附子的"火力"。比如制附子都是 10g，干姜的用量比较多，那附子的"火力"就会迅速释放，干姜用得少，附子的"火力"就释放得慢。比如制附子 10g，干姜 3g，炙甘草 20g，是一个剂量；制附子 10g，干姜 15g，炙甘草 20g，又是一个剂量。到了通脉四逆汤，就成了制附子 10g，干姜 20g，甘草 15g，干姜一下子把附子的"火力"开到最大，这就是为了祛邪了，因为干姜的剂量一旦超过甘草，他就没有温煦的作用了，就偏于祛邪了。干姜决定了在单位时间内让附子的能力发挥出多少。所以干姜的量越大，就让制附子的力量发挥得越快，力量越强。比如说附子有十分的力量，那四逆汤可能让这个十分的力量，分十天发挥出来。就像药品的缓释技术，让药性一点一点释放；如果我想要 30 分钟之内就把附子的力量都发挥出来，干姜的剂量就要增大。所以说干姜虽是佐使，但却是枢纽，缺此不可。

观复汤

"观复"一词来源于《道德经》：

> 万物并作，吾以观其复。夫物芸芸，各复归于其根。归根曰静，静曰复命，复命曰常，知常曰明。
>
> ——《道德经》第十六章

这句话的意思是说，当万物欣欣向荣、繁荣兴盛的时候，有道之人却独观其复，此复不是《周易》中"复卦之阳气来复"之复，彼复是阴盛之极，阴尽阳生，阳气来复；此复是正当万物并作兴盛之时，老子却在观察万物兴盛的根本。所以说复者"复归于其根"也，其根者何？"归根曰静"，是静，静为动之根，静使生命得以恢复，生命得以恢复才能长久，才能生生不息，所以说"复命曰常"，知道这个道理的才能称作"明"，所以说知常曰明。观复汤取归根复命之意，在万物兴荣，乃至阳盛、阳亢之时使之归根。

而这个归根的时机，道家称之为月窟。

观复汤：

炙甘草 15~20g，红参 10g，炒白术 3~10g，干姜 3~10g

以上用量既是一般用量，也是药物之间的比例，上述比例可以等比例缩小或扩大。

观复汤的君药依然是炙甘草,其作用于圆心,这是核心,故为君药,所以剂量最大。臣药是红参,人参从地里挖出洗净晒干后称为生晒参,人参经沸水浸烫后浸糖汁中取出晒干称为红参。所以生晒参和红参相比,一个是生品,一个是熟品。如前所述,中药炮制熟品偏补,生品偏泻,生品多偏散,熟品多偏固敛,所以两者不尽相同。《神农本草经》中记载:"人参,味甘微寒。主补五脏,安精神,定魂魄,止惊悸,除邪气,明目,开心,益智,久服轻身延年。"精神、魂魄、惊、悸、心、智,都说明人参可入心,并且有安、定、止的作用,说明人参不但益气还有固敛之性,人参可以固敛心气,所以《本草正义》中云:"辽参禀性向阴,味甘而微苦……脱血、脱汗、失精家宜之,固也。"张元素《珍珠囊》中谓其"泻心火",人参并非真的是泻火药,以其味甘微苦,苦入心。苦主降,人参味苦而降,其性收固,心气不外浮,心火自敛,但这个火是虚火非实火也。人参甘入脾,苦入心,人参本身就连接了心和脾,含引阳气入圆心之意,而红参尤甚之,红参色红,红入心。红参蒸熟之后,补敛之性更强,所以观复汤里用红参。张元素《医学启源》中谓人参"补元气",元气不是可以无中生有,也不是可以由药物补充,补元气乃是先固敛耗散之元气。另一味药白术,白术入脾,味苦入心,亦连接心脾,是连接圆心和月窟的圆的半径,如同归一饮里的干姜。观复汤的干姜是反佐,使观复汤静中有动。

红参作用于月窟,苦降收敛阳气,如夏至一阴生,白术连接红参和炙甘草,炙甘草作用于圆心,以炙甘草将阳气收入圆心与阴和于圆心,干姜反佐,全方将亢龙有悔之阳收回,使阴与阳和。阴阳冲和,和于圆心,元气自复,故名观复汤(图2)。

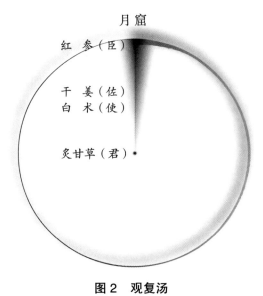

图2 观复汤

归一法与观复法

元气神机法以归一饮和观复汤为实践之方,归一饮、观复汤不只是两个方剂,更是阴阳两法——归一法和观复法,其法要是:

1. 君　药

一切围绕元气,最终的目的是令元气无为而治。因此无论归一法还是观复法,其君药或者针灸所用的核心穴位一定是接近圆心、接近元气或者接近脾胃之气的药物或者穴位。如归一饮、观复汤所用的炙甘草。无论归一饮还是观复汤其选药都要依据归一之理,观复之理,但不存在百分之百完美的药,例如炙甘草助湿,如果湿邪重,且不是脾虚导致的湿重,归一饮或观复汤里的甘草可以换为大枣或党参,《黄帝内经》列大枣为五果之一,为脾之果。大枣也如甘草一样:

和百药毒。

——孟诜

助十二经,和百药。

《神农本草经》

和阴阳，调营卫。

——《珍珠囊》

大枣还有芳香之气，芳香可化湿醒脾。大枣要掰开煎服。《本草正义》云："党参力能补脾养胃……尤为得中和之正。"党参属于桔梗科，而人参属于五加科。

若湿邪过重，可用薏仁代替炙甘草。薏仁为谷，谷入脾，薏仁味淡，淡为无为之象，亦是圆心之象。有热可以用生薏米、生甘草（山东于志勇经验）。

2. 臣　药

在阴阳的起始点启动阴阳，也就是启动圜道的天根和月窟。在一年中就是冬至和夏至，在人体藏府中，就是肾之命门与心，它们分布是阴阳的起点。归一饮用附子，即源于附子入肾之命门，附子是纯阳之品，启动阳气，附子通行十二经，即是遍布之象。圆是以圆心为核心，圆上所有的点都是围绕圆心，圆心主控了圆上所有的点，可以说圆心是体，而圆心之用即是整个圆，所以通行十二经的遍布之象，可以说是圆心之用。

观复汤用红参，因红参入心，红参收敛阳气，且红参兼入脾，脾在圆心之处，红参收敛元气入圆心。无论是中药还是针灸穴位，归一法之臣药最好同时具备入肾之命门和圆心之象。观复法之臣药最好同时具备入心和圆心之象。

3. 佐使药

要有连接圆心和天根、月窟的连接之药，就像用圆规画一个圆，第一步确定圆心，第二步确定半径，第三步确定从何处起笔。而这个"半径"就是连接圆心和天根或月窟之药,在归一饮里,这个半径就是干姜,如果炙甘草是君药,附子是臣药,干姜就是使药。在观复汤里,君药是炙甘草,臣药是红参,使药是白术,佐药是干姜。归一法、观复法,应当具备圆心、起点、半径,即君、臣、使。干姜热而燥烈,可用性缓之炮姜。

归一法,启动天根,观复汤启动月窟,但均要在以圆心为核心,令阴阳相和,和于圆心,因此君药或穴位必须是可入圆心者,且剂量最大。归一饮、观复汤只是归一法、观复法的体现之一,凡是体现归一法、观复法的方剂、穴位,皆是归一饮、观复汤。

归一法之一:制附子10g,干姜[和(或)炮姜]3~15g,炙甘草[和(或)大枣、党参]20g

观复法之一:红参10g,干姜[和(或)炮姜]3~10g,炒白术3~10g,炙甘草[和(或)大枣、党参]20g

作者医案

凡医案中（包括学生医案）的制附子没有特殊表明的，均为视情况先煎15~30分钟。由于各地、各个厂家的制附子质量参差不齐，所以先煎时间视具体情况而定。另外，由于有的地区制附子含胆巴过多，有时候会刺激胃，建议反复漂洗。

本书所述之医案，除了第一例由于较为少见为个案外，其余皆非个案，而是均有不同数量的医案，尤其是心血管疾病，只是限于篇幅原因，精选更有意义的医案选入本书。所谓更有意义，多是指应用本书之法时可能会遇到的问题，希望能依其例而示其法，故入选本章。

医案精选

1. 心力衰竭、心肌致密化不全案

孙某某，男，53岁，于2012年6月20日就诊，患者因气短、乏力于2010年9月在中国医学科学院阜外医院就诊，诊断：左室心肌致密化不全，二尖瓣中度关闭不全，肺动脉高压，心脏扩大，心力衰竭，心功能三级；主动脉无菌性赘生物；冠状动脉粥样硬化；外周动脉粥样硬化，双侧颈动脉狭窄，双侧桡动脉狭窄，双下肢动脉硬化狭窄、闭塞；2型糖尿病，糖尿病周围神经病变，糖尿病视网膜病变，糖尿病肾病。

查超声心动图：心脏增大，以左房室增大为主，左室心尖部肌小梁间可探及深陷的隐窝，致密层心肌较薄，收缩期非致密层与致密层心肌厚度之比约为2:1；左心室室壁运动幅度及收缩增厚率普遍减低。射血分数：32%，二尖瓣中量反流。心脏MRI：左房饱满，左室增大，左室心尖部及其邻近游离壁可见栅栏状改变，范围相对较局限，但游离壁非致密化心肌厚度与致密化心肌厚度之比大于2.5；左室室壁收缩运动弥漫性减弱，左室射血分数：27%，二尖瓣中量反流。

患者2008年曾因全身动脉硬化，在髂动脉、双侧锁骨下动脉放有支架，糖尿病病史10年，目前应用胰岛素治疗，血糖控制在空腹7.5mol/L、餐后10mmol/L左右，糖化血红蛋白8.4%。没有高血压病

史。患者又经多方中医治疗，或补气活血，或温阳利水，或活血利水，或益气养阴，或攻补兼施，疗效均不满意。患者目前服用阿司匹林、波立维、西洛他唑、倍他乐克、呋塞米、氯化钾缓释片等药物。患者形体偏瘦，主诉气短、乏力、双下肢轻度水肿，面色晦暗，大便偏稀，小便少，纳差，脉沉细弱涩，尺尤甚，舌质淡暗，舌苔水滑，舌体胖有齿痕。

按 患者心力衰竭、心肌致密化不全，伴有多处动脉硬化以及闭塞，糖尿病多年，病情复杂。心主血脉，全身多处动脉硬化，为血脉不通。血脉不通源于心气心阳不足，心气心阳不足源于命门之气不足。治疗当以温煦命门之火为主，兼以温心阳，通血脉。但此患者命门之火不足已经导致五藏六府气血失衡，藏府之间相互牵扯，牵一发而动全身，治疗时不可不查。

病机分析： 从舌脉分析，患者病机之根本在于生长之气不足，圆运动扭曲、偏斜，圆心偏移，元气失和，进而圆运动整体变小，元气不但失和而且整体不足。治疗仍应当以扶助生长之气为契机，使生长与收藏之气相和，让圆运动恢复平衡，圆运动运行和谐，这样元气才能一点一点增长，进而修复心肌，达到治病的目的。病机分标本，其本如此，其标则为元气不能周流，经络脉道瘀阻，水液代谢失常，水瘀互结。

治则治法： 从天根处，助生长之机，修复生长之气，先使圆运动复和，再使元气逐渐增长；兼治其标，活血利水。

处方：归一饮加减

制附片10g，干姜15g，大枣20g，泽兰10g，泽泻10g（28剂）

二诊：2012 年 7 月 22 日复诊，患者诉服药后水肿消失，气短、乏力稍有减轻，舌脉没有明显的变化。患者水肿已消，继续应用原方加强活血化瘀以治其标。

处方：归一饮加减

制附片 10g，干姜 15g，大枣 20g，三棱 10g，莪术 10g（28 剂）

三诊：2012 年 8 月 23 日复诊，患者气短、乏力明显减轻，水肿已愈，面色转好，大小便已经正常，纳可，脉沉细，舌质淡暗，舌苔薄白，舌体胖有齿痕。

处方：归一饮加减

制附片 10g，干姜 15g，大枣 20g，三棱 10g，莪术 10g（28 剂）

按 患者服用此方将近一年半，其间偶有根据脉象应用观复汤，大部分应用归一饮治疗，时有加减，或用泽泻、泽兰，或用三棱、莪术，或用牛膝、丹参。患者临床症状明显改善，2013 年 10 月于中国人民解放军第二炮兵总医院复查心脏超声示：心房心室大小正常，心室射血分数 58%。乏力、气短、水肿等症状基本消失。可以参加日常工作及慢跑等运动。

患者后来心脏情况一直稳定，但 2014 年因为脑血管血栓栓塞出现右侧下肢活动不利，后又找我治疗，仍以归一饮加减治疗，肢体活动不利，也恢复约 90%。

随诊：2015 年 4 月 29 日于中国人民解放军第二炮兵总医院复查心脏超声，心房心室大小正常，左室舒张功能减低，未见明确室壁节段性运动异常，心室射血分数 67%。没有任何心脏不适。

2. 小儿反复发热案

杨某某，女，4岁半，于2012年5月14日就诊。患儿三岁多的时候在海边玩水后感冒发烧，后服用退烧药后退烧。但自此以后经常出现感冒、咳嗽、发烧，服用中西药后烧退咳止，但感冒发烧却越来越频繁，而且伴随着体质下降，出现面色萎黄，食欲下降，容易疲倦，精力不够，注意力不容易集中，经常烦躁，脾气大。此次感冒因为受寒，出现咳嗽、咳痰、痰黄而少，难咳，发热，出汗不多，体温39.8°，患儿说不出是不是怕冷，但至少穿的衣服会比一般的孩子稍厚一些，服用退烧药后体温会降一些，但随后又升高，患儿面色萎黄，经常便秘，纳差，没精神，脉弦细紧数，舌红苔薄黄微腻。

按 患儿一次感冒以后，虽然经过治疗但以后反复出现感冒发热，而且感冒频率越来越高，伴随着体质下降，这是因为患儿第一次及以后的治疗没有经过正确的治疗，也就是没有彻底祛除病因。前面我们说过，中医治疗要有整体观，病邪应该彻底祛除，而这个小患者每次治疗都没有把病邪从体内彻底祛除，而是将病邪压回体内。这就像垃圾，没有被清除而是被填埋了，将病邪和正气交战的战场从体表转移到了体内，而不是将垃圾彻底清除，所以患儿会出现面色萎黄、便溏、纳差、精神萎靡等症状。还好由于患儿尚有一定的抵抗力，没有出现变证和坏证。其实患儿每一次的感冒发烧，一方面是由于正气受伤，抵抗力下降，再次受邪，另一方面也是正气每次都努力将邪气驱除到体表，试图将其驱除体外，于是正邪交争在体表，这也是患者反复发热的原因之一，可惜每次都未得到正确治疗。

从患者脉证分析，患者所受为风寒，邪气郁于表而不能出，由于没有得到正确治疗，邪气已经伤及在里之正气，里气受伤，故而出现面色萎黄、便溏、纳差、精神萎靡、注意力不集中、爱发脾气等症状，患者这些症状主要是在里之脾胃受伤的表现，注意力不集中、爱发脾气，脾胃属土，土虚则风盛，风主动，所以患儿会出现注意力不集中的症状，许多多动症患儿也是这个机制；风动则肝气盛，肝主怒，所以爱发脾气，所以俗语把易怒称为"发脾气"是有道理的。《金匮要略》说"见肝之病，知肝传脾，当先实脾"正是此意。

病机分析：患儿脉弦紧，此为生长之气受抑制。生长之气与收藏之气不能充分相和，气化之圆失去正圆之象，元气不得调达，抵抗力下降，所以治疗当以修复生长之气为主。

治则治法：从天根处修复生长之气，生长之气得复，元气和，自然祛邪外出，而在里之正气自然也会得以修复。

处方：归一饮
制附片3g，干姜4g，炙甘草5g（2剂）

二诊：2012年5月16日，患儿吃到一剂半的时候体温已经降至正常。体温虽然降了，但咳嗽咳痰反而加重，精神好转，脉诊：脉依然有紧象。所以二诊继续应用原方，加杏仁、桔梗。

处方：归一饮加减
制附片3g，干姜4g，炙甘草5g，杏仁3g，桔梗3g（6剂）

三诊：2012年5月20日，患儿咳嗽、咳痰没有减轻，反而咳痰明显加重，痰量较前增多，并且开始流清鼻涕，打喷嚏。患儿服到第4剂的时候，又有一次发热，体温在38.3℃，伴恶寒较重，继续服药，汗出而解。患儿脉诊示：脉紧象大部分已除，但仍有紧象，脉微紧数，伴有滑象，舌红苔薄白，继用原方。

处方：归一饮加减

制附片 3g，干姜 4g，炙甘草 5g，杏仁 3g，桔梗 3g（7 剂）

四诊：2012 年 5 月 30 日，患儿诸症已愈，未再发烧，咳嗽已愈，大便正常，食欲增加，精力明显增加。

后又随访半年，患儿未再发生一次感冒，食欲、精力均很好，注意力可以集中了，也不太爱发脾气了。

按 这个小患者坚持下来很不容易，因为她有一段症状加重的过程，这个时候家长会非常焦虑，其间家长几次和我沟通，家长眼看着患儿的症状加重，中间还有过一次发热，差点就坚持不下来了。这是在正确治疗的过程中，患儿出现了排病的反应，如咳嗽加重。其实咳嗽是人体的保护反应，是人体努力将邪气从肺和气道排出的保护反应和自然过程。这个时候不能用复方甘草片、止咳糖浆等药物。虽然会有止咳效果，但那是通过麻醉气道发挥作用，不让气道排痰。痰液也是病理产物，不能排出体外，就会积于体内，严重者会引发肺炎。患儿咳嗽加重，痰量从少到多，正是痰浊之邪从肺排出的反应。如果是正治，痰液一定会从少变多，再从多变少，最后消失。还有患儿本来不怎么流鼻涕，但吃完药以后，反而流鼻涕，而且是清鼻涕，这和排痰是一样的道理。我们知道清鼻涕是受寒邪的表现，而患儿用了干姜、制附子等热药，反而出现了驱寒邪的症状，恰恰说明流清鼻涕是排寒邪的排病反应。同理，打喷嚏也是一样，打喷嚏是肺气有能力开始排外寒的反应。患儿在服药期间出现发热也是一样，是体内正气开始充沛、排外寒从体表而出的排病反应，这是因为正邪相争于体表。因此这都是正确治疗过程中的反应，但怎样判断出现这些反应是正常的排病反应还是病情加重呢？可以依据两点，一是脉象，这个患儿脉有紧象，紧则为寒，因此服用热药过程中出现这些中医认为是寒象的反应，一般就是排病反应；另外一个就是患儿的精神状态，如果在服药过程中，患儿的一些症状虽然加重了，但精神状态在变好，这也说明这是排病反应。

这样的病例在临床中不在少数，不但是患者家属，即使是医生也常常被患者表面的症状消失所迷惑，甚至不求止治，只要患者退烧就好。尤其是许多医生没有整体观，患者出现了脾虚的症状，医生不反思这是自己前期对于感冒的治疗不得当的结果，反而说，感冒我给你治好了，消化的问题去看消化科吧，注意力不集中的问题去看心理科吧，这样的情况太多见了。这个患儿能够得到正治，不但是医生的功劳，更是家长的功劳，没有家长的充分信任，没有家长的坚持，治疗很可能会半途而废。

3. 主动脉夹层、心力衰竭案

患者李某某，男，51岁。2014年11月10日晚10点左右，突发左前胸、后背剧烈疼痛，于北京潞河医院急诊就诊，诊断为急性前壁心肌梗死。遂转到北京协和医院做胸部加强CT发现：急性主动脉夹层（升主动脉、降主动脉）。于是又转到安贞医院，安贞医院予以药物保守治疗。患者之后又出现心力衰竭、少量胸腔积液，双下肢水肿，活动后喘憋，查超声心动图：主动脉夹层A型，假腔内血栓形成，节段性室壁运动异常，左室心尖部室壁瘤形成，左室增大，左室舒张末内径56mm，射血分数40%，主动脉瓣位机械瓣置换术后。患者既往有先天性主动脉畸形，做过主动脉瓣置换术。因心衰症状一直未好转，曾求治于中医，但多方服中药无效，2015年3月17日于西苑医院我处就诊，患者由家属推着轮椅进入诊室，面色憔悴呈暗黄黑色，疲乏无力、纳差、气短，双下肢浮肿；脉沉微；舌紫暗，苔薄黄，舌边有瘀斑，舌下脉络迂曲。

目前服用倍他乐克、托拉塞米、地高辛、阿司匹林、波立维等药物。

按 患者心肌梗死、室壁瘤、主动脉夹层、心力衰竭，病情危重。患者心肾气虚，气化功能严重受损，津液代谢异常，心脉瘀滞，血脉瘀阻。气化不利，体内之水无以气化，水留于内。

病机分析： 患者元气受损，生长之气与收藏之气均受损严重，圆运动之圆严重变小偏斜，气血不足而且运行逆乱。好在圆运动之圆虽然变小，元气严重受损，但圆运动尚可以勉强相和，因此还有循环往复、逐渐修复之机。

治则治法： 从天根之机，缓缓修复生长之气，使之与收藏之气相和，使圆运动之圆不偏斜，然后通过圆运动的反复循环，使元气一点一点恢复。希望先在短期之内使气化得以逐渐恢复，气化得行，血、水慢慢复其常道。故以归一饮修复元气以治本，加泽泻、泽兰利水活血以治标。

处方：归一饮加减

制附片10g，干姜15g，大枣20g，泽泻10g，泽兰10g（14剂）

二诊： 两周后复诊，患者已能自行步入病房，水肿消失三分之二，乏力、纳差减轻。复诊脉象：左脉偏沉、弦细；右寸、关脉偏软。处方同前。

处方：归一饮加减

制附片10g，干姜15g，大枣20g，泽泻10g，泽兰10g（14剂）

患者服用此方近3个月，除倍他乐克外，已经停用其他西药，水肿消失，面色转好，黑色已去，饮食基本正常，患者体力明显恢复，日常生活可以自理，生活质量明显提高。2015年11月6日复查超声心动图：射血分数58%（治疗之初射血分数40%），主动脉夹层稳定。

> **按** 患者从天根之机慢慢修复生长之气，从而元气开始修复，首先是气化功能得以逐渐恢复，心肾之气得复，所以表现为心功能恢复正常，气血得以调顺。但主动脉夹层并未复原，这是因为病变的形已经出现。而中医是借助气来调形的，原来的病变也是先有气的病变，积累到一定程度，产生质变，才有形的改变。反之要通过气的正常运行，使形改变，非一朝一夕之功。因为疾病出现以后，整个气化环境都受到了损伤，这个气化环境的修复就要有个过程，然后才能是局部修复。

4. 冠状动脉粥样硬化性心脏病案

贾某某，男，76岁。2013年7月25日于西苑医院就诊，主诉：阵发性胸痛、心前区不适两年余，加重半年。约两年前因心前区不适，做冠状动脉造影检查发现心脏冠状动脉前降支狭窄80%，未做冠状动脉支架，服西药阿司匹林、波立维、阿托伐他汀、倍他乐克、单硝酸异山梨酯等西药治疗，有所好转。但每逢换季时必须住院输液，地方医院检查诊断为冠心病、脑腔隙性梗死。近半年来每1~2天发作一次胸闷胸痛，持续时间约5~10分钟左右，几乎行走100米左右即发作，须服用硝酸甘油或速效救心丸才能缓解。求治于中医，服用过通心络、益心舒、愈心痛等中成药未能缓解，后又服用中药汤药，多以益气活血化瘀的方法治疗，但疗效不满意。于是于西苑医院求治于我处。目前常感疲乏，常须卧床休息；每1~2天发作一次胸闷胸痛，活动后明显，气短、乏力、伴有头晕、心悸，心烦，大便干，睡眠尚可，关节时有酸痛；脉左右均弦硬，关脉尤其明显；舌质暗有瘀斑，舌下脉络迂曲，舌苔白。

按 患者胸闷胸痛，舌质暗有瘀斑，舌下脉络迂曲，心脉瘀阻诊断明确；又伴有气短、乏力、头晕，按说予以益气活血化瘀治疗应该有效，但患者在其他医院服用类似的中药疗效不明显。查阅患者既往的药方，既有益气活血、益气化痰、虫类药通络活血等，也用过火神派的大剂量制附子，制附子每剂甚至用到了100g，依然疗效不显著。

病机分析： 患者生长之气、收藏之气均受损，但生长之气受损更严重，圆运动处于不平衡的状态，阴（收藏之气）阳（生长之气）不能相和，元气受损，心脉瘀滞。

治则治法： 从天根之机启动，助生长之气修复，令阴阳相和，使后天元气逐渐修复，此为治本；活血化瘀，通畅血脉，此为治标；标本兼治，治本为主，治标为辅。停服所有中成药，西药不变，继续服用。

处方：归一饮加减

制附片10g，干姜15g，炙甘草20g，三棱10g，莪术10g（14剂）

此方服药两个月，感觉各项症状明显减轻，不再乏力卧床，散步1千米后无心绞痛发作；目前半个月左右会感觉一次胸闷，与劳累相关；头晕消失。脉弦，硬度减轻一些，脉转柔和；舌质暗减轻。继用原方。

处方：归一饮加减

制附片10g，干姜15g，炙甘草20g，三棱10g，莪术10g

4个月后，患者未再发作胸痛胸闷，头晕、气短、心悸已愈；乏力减轻，大便稍干，每天一次；西药只服用阿司匹林 100mg，每天一次；阿托伐他汀 20mg，每天一次，未再服用其他西药和中成药。脉弦，但左关弦硬明显减轻，脉转柔和，仍然脉沉；舌质暗减轻。

按 依据四诊，患者生长之气逐渐恢复，阴阳之气逐渐相和，圆运动开始走向正圆，后天元气在修复中。瘀血逐渐减轻，但久瘀难以一时祛除，需要一边恢复元气，一边活血化瘀，使正气恢复，邪气难存；另外一方面，邪气去，正气才能更快恢复，因此依然坚持标本兼治，扶正为主，因为心血瘀阻的标之急已经祛除，因此减少活血化瘀的用药比例，突出扶正的原则。

处方：归一饮加减
制附片 10g，干姜 15g，炙甘草 20g，三棱 6g，莪术 6g

此方服用近 1 年。患者年轻时曾为装卸工，全身多处劳损，如腰肌劳损，左肩、左腿曾被砸伤等，经服用以上药物 5 个多月时，患者感觉这些劳损处曾短暂疼痛，之后感觉舒服、好转。年轻时曾因受寒而阳痿，此次服药后感到生殖器有发热、活动迹象，阳痿好转；患者原来满头白发，服药第 11 个月时，有 1/3 转为黑发了。

按 患者本来就诊的目的是治疗心血管疾病，治疗心绞痛，但无形中患者的一些其他陈旧病也在治疗中渐渐减轻甚至痊愈了，这在归一饮和观复汤的治疗中是屡见不鲜的。正如前文所论述的，要让元气无为而治。其实本来我们用归一饮的目的也不是直接针对疾病的，而是在于修复元气，然后令元气无为而治，元气在无为而治的过程中自然就会使许多疾病得到治疗。所谓无心插柳柳成荫，正说明了元气无为的妙处。此患者应用过大剂量制附子疗效并不明显，此次服用小剂量制附子持续治疗却收到了很好的疗效，可见少火生气的道理，《黄帝内经》诚不我欺。

5. 鼻咽癌术后案

王某某，男，41岁。主诉：鼻咽癌术后口干、放疗术后伤口化脓、流血半年余。患者于2013年4月发现鼻咽癌，并于北京某医院手术治疗；术后接受鼻腔放疗治疗。当年11月14日于西苑医院我处就诊，患者放疗已经结束，但由于放疗损伤，鼻腔灼热疼痛，几乎每日均流脓血；口干非常严重，几乎每隔5分钟喝水一次；当时身体虚弱、体重较前明显减轻、右脚底发麻，走路不稳；大便溏、睡眠差；患者脉沉弦，重取无力，右寸滑利，舌淡苔剥脱。

按 患者鼻咽癌术后放疗，正气严重不足，气阴两虚。故体虚、口渴，大便溏，舌淡苔剥脱，这是本；但手太阴肺经受损，热毒积蓄，渐入血分，故鼻腔灼热疼痛，每日流脓血。治疗当益气养阴兼清肺经热毒。但这只是大概的分析，由于肿瘤严重损伤气血，又滋生热毒，加之手术放疗，正邪两伤，人体内正如一场战争过后千疮百孔。只不过西医只能就可以检测到的一些指标来判断人体内的情况，但这还远远不够，人体内的许多病变现代医学还检测不出来。而中医脉诊其实包含了很多信息，还需要我们逐渐细致地解读，然后再建立并设计治疗方案，这不是一蹴而就的，下面我们交给元气治之。

病机分析：患者生长之气、收藏之气均已受损，但以生长之气受损为主，圆运动变小而且偏斜，失去正圆状态，元气不和，元气受损，藏府损伤，气血瘀滞。

治则治法：启动天根之机，使生长之气无为而复，生长之气与收藏之气相和，令之归一而使元气渐复，圆运动逐渐走向正常的循环。循环往复，只要是良性循环，正气之圆就会逐渐扩大，元气逐渐充足，则可以无为而治，治理人体之千疮百孔、藏府气血之伤。早期兼治其标，兼清肺经热毒。以治本为主，治标为辅。

处方：归一饮加减

制附片10g，干姜15g，炙甘草20g，皂角刺10g，连翘6g（14剂）

二诊：2013年11月28日，服药后1周，患者鼻腔脓块变小，4~5日才排出一次，鼻子通气明显改善。目前体力渐强，大便略有好转，仍有右脚底发麻，口干略有减轻，睡眠明显好转；脉沉弦，重取较前有力，右寸滑减轻；舌淡苔剥脱。热毒渐清，元气稍有恢复，继服原方，去连翘加红花5g活血化瘀。

处方：制附片10g，干姜15g，炙甘草20g，皂角刺10g，红花5g（14剂）

三诊：2013年12月12日，服药后第2周，鼻腔流脓血已经痊愈，口干好转一些，约15分钟喝一次水；体力增强，大便好转不明显，右脚底发麻持续减轻。脉沉弦，重取少力，右寸微滑，舌淡苔剥脱。

在标之肺经热毒基本祛除，去皂角刺、红花，加葛根。葛根，《本经》谓其主治"消渴，身大热，呕吐，诸痹，起阴气，解诸毒"，因此加葛根升津止渴。

处方：制附片10g，干姜15g，大枣20g，葛根10g（14剂）

四诊：2014年1月3日，患者服药后口干好转，大约半个小时才饮水一次，以前就诊时随身带一个饮水壶，5分钟喝一次水，这次就诊就没有带。体力明显增强，体重增加，大便稀溏、睡眠均明显好转，脚底还有麻的感觉。

按 元气逐渐恢复，气血瘀滞、水液代谢不利逐渐恢复，肺经热毒得以清化，标实已去一部分。此后专心以治本为主，服从元气的治疗安排。以归一饮原方治疗。

处方：制附片10g，干姜15g，炙甘草20g（14剂）

此后患者连续服归一饮治疗9个月，患者口干症状基本痊愈，大概两小时以上才喝水一次，鼻腔脓血已痊愈，脚底发麻已愈，大便基本正常，现在已经正常工作。

6. 肺癌术后案

杨某某，女，55岁。2014年10月13日于西苑医院就诊。主诉：阵发性咳嗽4个月余。患者于2014年8月22日发现早期肺腺癌，接受了右上肺叶切除术。术后出现胸腔积液，并整夜咳嗽、干呕，以及纳差、失眠，体重减轻15斤。接受化疗一段时间后因为体力不支，而没有完成疗程，于是就诊于中医，在中医呼吸科就诊，服化痰健脾扶正的中药治疗无效。于是求诊于西苑医院我处，刻下患者咳嗽剧烈，夜不能眠，痰多色黄，乏力气短，面色暗黄，干呕严重，嗳气，进食不香，无食欲，失眠，头痛，手脚心烦热，怕热出汗，心烦，大便溏，术后经常感冒发烧。脉滑，右寸关滑象更明显，左关涩；舌质暗，苔黄腻。

按 患者肺癌术后，正气大伤，邪气残留，余邪未尽。患者气阴不足，但痰浊蕴于肺脾，阻于经络；肝经气血瘀滞，气机难以调达。患者肺经有痰热，脾胃有虚寒，肺气阴不足，肝经瘀血，呈寒热虚实夹杂之象。治疗上容易左右掣肘，补气则日益助热，养阴则助痰湿，温通则助热邪于上，清解则生寒于中。

病机分析：依据脉象，患者生发之气、收藏之气同时受损，但以阳气生发不足为主，圆运动偏斜而且缩小，元气损伤。

治则治法：从天根之机，生发阳气，扶助生发之气，使之与收藏之气相和，使圆运动趋于正圆，圆心修复，元气得养。辅以化痰，兼以活血，但活血放在化痰之后，以免分散药力，喧宾夺主。

处方：归一饮加减

制附片10g，干姜15g，炙甘草20g，桔梗10g，陈皮10g（14剂）

二诊：2014年10月28日，患者咳嗽咯痰明显减轻，失眠好转，未再干呕，体力有所增加，余下舌症同前。元气有修复之机，肺经痰湿渐渐减轻，仍用归一饮加减，桔梗、陈皮剂量减小。

处方：归一饮加减

制附片10g，干姜15g，炙甘草20g，桔梗6g，陈皮6g（28剂）

三诊：2014年11月27日，患者胸腔积液已吸收，失眠已愈；偶有咳嗽咯痰，基本一天咳嗽几声；食欲正常，头痛未发，怕热、心烦已愈；服药期间未出现感冒症状，大便已经成形。脉滑减轻，仍有涩象；舌质暗，苔薄白。

按 患者元气得以慢慢修复，所以诸多症状得以减轻，原方治标只在于肺，并非针对症状面面俱到，没有用开胃止呕药，没有用安神药，也没有用治疗头痛的药物，但元气无为而治，所以诸症减轻或者痊愈。从脉象上分析由于患者仍有脉涩，考虑有血瘀内伏，故下一步治疗仍以归一饮为主，酌加活血化瘀之药。

处方：归一饮加减

制附片 10g，干姜 15g，炙甘草 20g，三棱 6g，莪术 6g

现在仍在治疗中，患者未再出现感冒，体重已恢复，咳嗽已痊愈，仍以归一饮修复元气为务。

7. 亚急性甲状腺炎案

张某某，男 42 岁，心悸伴进行性消瘦 40 天，于 2014 年 9 月 11 日就诊。患者心悸伴进行性消瘦 40 天，于北京某医院诊断为亚急性甲状腺炎，甲状腺超声示甲状腺肿大，颈部淋巴结肿大。查甲状腺功能：T_4 血清甲状腺素 325nmol/L。FT_4 血清游离甲状腺素 57.0pmol/L。T_3 血清三碘甲状腺原氨酸 7.9nmol/L。FT_3 血清游离三碘甲状腺原氨酸 8.9pmol/L。血清促甲状腺激素（TSH）0.01mU/L，血糖正常。患者心悸，查心电图：窦性心动过速，心率 104 次/分。消瘦，1 个多月体重从 78 千克减到 65 千克，失眠多梦，吃得多，小便黄，大便干。左脉沉涩数，右脉浮滑数，舌红苔少，舌面少津液。

按 患者消瘦、吃得多，大便干。《素问·气厥论》中云："大肠移热于胃，善食而瘦入，谓之食㑊……胃移热于胆，亦曰食㑊。" 患者属于食㑊证，还伴有失眠多梦，左脉沉涩数，右脉滑数，舌红苔少，舌面少津液，为胃热伤阴，阴伤血不足，运行不利，导致瘀血内生。临床可以清胃热养胃阴，活血化瘀。但正如前面所说："是以圣人常善救人，故无弃人；常善救物，故无弃物。是谓袭明。" 人体无形之热，可以为人体所利用之，所谓清除敌人不如收编敌人，这件事还是交给元气治之吧。

病机分析： 从脉证分析，左脉主升，右脉主降。左脉沉涩，为生长之气不足，右脉浮滑，为收藏之气不及，即圆运动中升降同时失常，升降失衡，圆心失位，元气不和。因此治疗上应该升降同治，从天根生长之机处修复生长之气，从月窟收藏之机处修复收藏之气，使生长之气与收藏之气相和，元气得以修复。

治则治法： 同时修复收藏之气与生长之气，使阴阳冲气以为和。

处方：

归一饮：制附片10g，干姜15g，炙甘草20g（5剂）

观复汤：红参10g，干姜10g，白术10g，炙甘草15g（5剂）

两方隔日交替服用。

二诊： 2014年9月22日，复诊，患者心悸减轻，多食多梦亦减轻，右脉浮减轻，左脉仍沉，但涩象减轻，继用原方原法治疗，20天后复查，甲状腺功能指标全部正常，体重增加，心悸消失。

按 这个病例的病机是升降同时失常，这时候还要分辨升降失常的比例。如果是差不多的即应用归一饮和观复汤隔日服用，如果生长之气不足或郁结为主则以归一饮为主，可以采用归一饮服用二日或三日，观复汤服用一日；反之，收藏之气不足为主则以观复汤为主，以观复汤服用二日或三日，归一饮服用一日。总之，根据阴阳之间的平衡，灵活调整归一饮和观复汤的比例。

8. 人乳头状瘤病毒感染案

范某某，女，28岁，已婚。就诊时间为2012年2月10日。主诉：1年前查HPV（人乳头状瘤病毒）阳性。患者1年前进行妇科检查，查出HPV阳性，一直在北京某三甲中医医院妇科服用中药治疗一年半，查阅既往的处方，多是清热解毒兼补气的汤药，但HPV检查数值一直在 2000~4000 反复，而且患者在服药过程中出现吃药后时有腹泻、乏力的症状。最后至北京协和医院妇科再次检查，HPV 数值在 3700 左右，患者想继续寻求中医治疗来我处求诊。患者大便偏稀，乏力，有时熬夜，饮食、睡眠正常；脉沉弦微滑，尺脉弱；舌淡红，苔薄白。

按 患者HPV（人乳头状瘤病毒）阳性，数值较高，而且长期工作压力较大，前面的医生过分强调辨病论治，以为炎症就是热毒，缺乏中医的整体观，于是长期应用大量清热解毒的中药，以至于出现大便偏稀、乏力的症状。虽然医生也认识到患者是免疫力下降，但仅从辨病的角度加一些补气药，却抓不到根本。而且简单的补药与清热解毒相加不等于就可以了，如果对其中的君臣佐使、升降浮沉的关系不加以分析，只是机械地相加，疗效不会太满意的。此患者长期工作压力大、熬夜，脾肾之气消耗，脾肾不足；虽热毒在下焦但也只是局部的问题，不能忽略整体。

病机分析：患者乏力，脉沉弦、微滑，尺脉弱。为生长之气不足，圆运动偏斜，元气失和，虽有热毒，但生长之气不足是本。

治则治法：从天根处修复生长之气，使生长之气宣发，与收藏之气相和，使圆运动平衡，元气复和。兼治其标，微清在内之毒。

处方：归一饮加减

制附片10g，干姜15g，大枣20g，连翘10g（14剂）

二诊：2012年2月24日。患者服药后大便基本正常，乏力减轻，暂时没有复查HPV。继服原方两月余，其间偶尔去掉连翘，一切以脉诊为准。两个月以后复查，HPV转阴，随访1年，HPV阴性。患者已痊愈。

按 对于人乳头状瘤病毒（HPV）感染，我的治疗并未用什么直接针对此种病毒的中药，况且患者在既往的治疗中已经用了很长时间的多种清热解毒中药，都没有奏效。此次治疗以恢复元气为主，正气得复，邪气自然就没有了依附的条件，不驱邪而邪自去。本不需要什么专门针对某种病毒的药物。而近世中医常常受西医的影响，一见病毒就用清热解毒药。甚至一见炎症就用清热解毒药，大概是望文生义，竟然连基本的表里虚实都不辨了，实是可悲。

9.神经性震颤综合征案

患者孙某某，男，黑龙江齐齐哈尔人，65岁。2005年因全身扭动、头晕、流口水、失眠、噩梦、多汗、胸闷、气短、痰多、怕冷、反复感冒、便秘等症，在沈阳某三甲医院诊断为"神经性震颤综合征（帕金森病）"，予美多巴服用，4~5片，每天3次。因以上症状未好转，患者在东北三省、北京等地多方求治，服用中药两年余，疗效均不显著。遂于2013年12月7日于西苑医院求治于我处。患者形体消瘦，面色青黄，进入诊室时不能自行行走，需他人搀扶，肢体无意识痉挛、扭动、发抖，甚至面部都扭曲，说话都困难；汗多如水洗状，流口水严重；乏力，气短喘促，胸闷憋气，患者身体扭曲有时能持续4~5个小时，严重失眠，难以入睡，烦躁，口干，大便干。患者脉沉弦滑，舌质红，苔腻黄。

按 患者患有严重的"神经性震颤综合征（帕金森病）"，而且西药治疗效果不佳，所以求治于中医。患者流口水严重，乏力，为脾湿水饮之象；肢体无意识痉挛、扭动、发抖是中医所称的风象。但这种风象，不是肝肾阴虚所致的肝风内动，而是脾虚风动，本是土不生金，故肺气不足，出现气短喘促，胸闷憋气。进而金不能制木，木气反盛，化而生风，故患者面色青黄，青为肝色，黄为脾色。治疗当遵清代著名医家王旭高提出的治风五法中的"暖土御风法和培土宁风法"，以人参、白术、黄芪等培土息风，但这只是病机之大局，其实病机还更复杂。患者还有中气下陷，所以会出现气短，同时有大便干；不要认为中气下陷一定会有大便稀溏、脱肛等，中气下陷也会有大便干，气行无力，大便不行，金元四大家的李东垣认为中气下陷会产生阴火。中气下陷阴火上炎，所以患者烦躁、大汗出、舌苔黄，阴火扰心则失眠。

病机分析：患者生长之气严重不足，不能与收藏之气相和，圆运动严重偏斜，元气失和。

治则治法：先治其本，从天根处修复生长之气，使生长之气与收藏之气相和于圆心，圆运动修复，元气复和，阴火自除。

处方：归一饮加减

制附片10g，干姜15g，大枣20g（14剂）

二诊：2013年12月21日，服药两周后，患者身体扭曲、出汗、失眠、发抖、流口水等症状有所好转，但大便仍干。美多巴用量已逐渐减至3片，3次/日。舌苔黄腻减轻，脉沉弦滑，继用原方。

患者经中药调理一年半已能自行行走，但步态的协调性仍异于常人，身体扭曲仍有，但已经减轻许多，一般扭曲时间2~3天发作一两次，每次持续几分钟，便秘尚未完全解决，其余症状如出汗、失眠、胸闷、喘憋、烦躁、流口水等都已痊愈。

三诊：2015年6月24日再次复诊，患者步态仍不协调，夜间时有扭动，但便秘较重，3~4天才大便一次，必须用开塞露3~4支可以。患者自觉其他症状均有明显好转，所以此次强烈要求尽快解决便秘问题。因而以急则治其标为法，拟新方改以益气润肠通便为法。处方：生黄芪60g，郁金15g，炒白术25g，火麻仁15g，柏子仁20g，14剂，患者吃完两剂药以后，虽大便出，但夜间身体扭动不断，持续了7个小时不能缓解，患者家属夜里11点打电话给我。患者长期服用归一饮，家里目前还有剩下的几剂药，因此嘱咐患者家属改服归一饮，当晚即服，服药一个半小时后患者身体扭动即消失，3小时后又复发一次，但只持续了半个小时；第二天又发作两次，但持续时间较短，约一刻钟，后继续服用归一饮1个月，只是偶尔出现身体扭动，至今病情稳定，便秘虽有部分好转，但仍未愈。

按 帕金森病是一种比较难治的疾病，这个患者又比较重，不但有震颤还伴有全身扭动，以及其他顽固症状。圆运动严重失衡，圆心偏移，元气运行扭曲，其主要原因在于生长之气不得宣发，生长之气不行，水液代谢不利，痰气瘀阻于经络。所以本病之本在生长之气不得宣发，治疗应以启动生长之机，使生长之气宣发，则痰气自化，故以归一饮为主。但元气恢复要经过很长时间。后来鉴于患者便秘较重，所以考虑应用急则治其标的方法，采用益气润肠通便的方法，但没有考虑到第一患者痰气瘀阻，而火麻仁、柏子仁滋腻有碍气化；第二患者元气本虚，应用大剂量黄芪，其实是从元气中过分调动肺脾之气，使元气储存更少，无力气化经络之痰浊，故而病情加重。好在及时调整治疗方案，继续以恢复元气为主。由于患者经络之痰浊尚未全化，刚刚部分恢复和培养的元气尚不足以有多余的力量去恢复胃肠道功能，故而便秘未愈。此时应该正确估计正邪之间的力量对比，不能急于求成，应该顺元气无为之性，相信元气自觉自主的战略安排，而不应当自以为是行有为之方。

10. 太阳病头晕案

李某某，男，56岁，2015年8月23日就诊，患者阵发性颈部发胀，头晕两年，伴气短、乏力，自觉眼睛外鼓，头痛，2014年在宣武医院检查，排除甲状腺功能亢进症、高血压，初步诊断为脑动脉硬化、脑供血不足、颈椎病。西医治疗无效，又求治于中医，吃中药4个月未见缓解，遂于西苑医院我处就诊。患者除上述症状外还伴有呃逆、腹胀，大便黏滞，小便次数频繁，夜尿多，失眠严重；脉浮滑缓，舌淡红苔少。

按 患者颈部发胀、头痛，《伤寒论·辨太阳病脉证并治》中曰："太阳之为病，脉浮，头项强痛而恶寒。"患者虽然没有恶寒，不是太阳风寒表证，但患者脉浮，头项强痛，自觉眼睛发胀。足太阳膀胱经循行部位起于目内眦（睛明穴），眼睛也是太阳经循行部位；另外患者伴有大便黏滞、脉滑缓的湿阻之象，呃逆、腹胀，大便黏滞为足太阴湿阻之象。足太阳经经脉运行不利；小便次数频繁，夜尿多为膀胱气化不利所致，治疗可以五苓散为法。

病机分析：湿阻生长之机，生长之气萎弱，不能充分地与收藏之气冲和，元气受损。

治则治法：从天根处助长生长之气，使生长之气与收藏之气相和，元气修复，诸经之气自然得以修复，湿气自然得化。

处方：归一饮

制附片10g，干姜15g，大枣20g（7剂）

二诊：2015年8月30日复诊，患者服完7剂药后，症状无明显变化，脉浮缓之象好转。生长之气仍受阻，治疗不变，仍用原方。

处方：归一饮

制附片10g，干姜15g，大枣20g（7剂）

三诊：2015 年 9 月 6 日复诊，患者服完 7 剂药后，症状依然无明显变化，脉浮缓之象较上次好转。

处方：归一饮

制附片 10g，干姜 15g，大枣 20g（7 剂）

按 从脉诊分析，生长之气受阻之象好转，治疗不变，仍用原方。

四诊：2015 年 9 月 13 日复诊，患者服用此次第 2 剂药的时候，头晕、腹胀、呃逆、夜尿多等症状迅速好转，服到第 5 剂药的时候，气短、乏力、眼睛外鼓、头痛均好转。此次复诊自述此次服药疗效明显，查脉不浮，但细滑而空，舌红苔薄白。

按 之前几剂药疗效不显著，是因为元气有个逐渐修复积累的过程，当它自身能力不足的时候，不会贸然出击去祛邪，当元气的修复积累到一定程度的时候，一鼓作气，祛邪外出。所以患者此次症状迅速缓解。但这次元气积累仅够此次祛邪外出。虽然祛邪较为彻底，但气血一定有所损伤，而且患者由于长期晚睡，失眠，导致精血不足。此次从脉象上看，也表现出精血不足的现象，虽然还没有出现生长之气过亢或阴虚阳亢的症状，也不宜再用归一饮。但精血不足，还没有到非要急则治其标的程度，所以也没必要用补阴之药，而是最好让精血自然化生。让精血自然化生最好的方法就是运化水谷精微，但脾胃产生水谷精微需要一定时间。目前患者诸症已好转，正是可以休养的时候，没有必要一味地调动生发之气。该休养的时候就要休养，三分治七分养，养也是治疗的一部分，因此本次处方以辅助脾胃运化为主。

治则治法：健脾益胃。

处方：太子参 10g，炒扁豆 15g，石斛 10g，茯苓 15g，木瓜 10g，炒麦芽 6g，炒谷芽 6g（14 剂）

按 此方是仿叶天士治胃之法而成，太子参补脾胃之气与阴，茯苓之淡通降阳明。《临证指南医案木乘土》中云："胃虚益气而用人参，非半夏之辛、茯苓之淡非通剂也……木瓜之酸救胃汁以制肝。"患者气阴不足，故用太子参代替人参，并去半夏之辛，加石斛以补胃阴，扁豆祛脾湿而不似白术之燥，麦芽、谷芽健脾开胃消积，以五谷之物养脏腑，正是《黄帝内经》所谓"谷肉果菜，食养尽之"之意，以期气血自然化生。

五诊：2015 年 9 月 28 日复诊，患者脉诊细空之象已经没有。目前脉滑，重取微弦，患者失眠有所好转，但仍入睡困难而且易醒。阴阳不能相和，脉滑，重取微弦，仍是生长之气受遏，不能与收藏之气相和所致，阴精已复，仍以归一饮治疗。

处方：制附子 6g，干姜 9g，大枣 15g，合欢花 6g

隔日 1 剂，7 剂。

按 患者初期失眠，阴血毕竟会有潜在的虚损，所以改甘草为大枣而且剂量较大，因为大枣可以兼养心血。而且制附子剂量也变小，意在使生长之气缓发，逐渐与收藏之气相和，而不使其过之。合欢花能养血活血、安神定志。

六诊：2015 年 10 月 12 日复诊，患者失眠明显好转，脉略滑，继续巩固治疗。

11. 室性早搏案

患者江某某，女，26岁。2014年10月出现胸闷、心慌、失眠，心电图检查示：心律失常，频发室性早搏，心率90次/分，查24小时动态心电图示：室性早搏32 851次/日；查甲状腺功能正常；否认高血压病史。开始服用西药，应用倍他乐克（美托洛尔）、心律平（普罗帕酮）、美西律等治疗疗效均不明显。西医建议做射频消融，但患者不愿意做，遂于2014年12月3日至西苑医院求助于中医。患者心悸、失眠多梦，自觉饱餐后和生气后心悸加重，饮食、二便正常；时有痛经，经期常错后，月经量少、色暗、有血块但不多；脉弦结代；舌暗红苔白。

按 患者没有器质性心脏病，室性早搏虽然很多，但属于良性期前收缩，对预后没有太大影响。但患者生活质量下降，时有心悸。心悸多在饱餐后和情绪激动后发生，这时候多会刺激交感和副交感神经，诱发和加重期前收缩。从中医的角度认为，胃气通于心，饱餐后胃失和降，胃气上逆，气逆扰心则心悸。郁怒伤肝，肝气犯胃，胃气上逆扰心则心悸。日久则气血瘀滞，故患者痛经，月经量少、色暗、有血块，舌暗红，都是血瘀之象。

病机分析：圆运动中生长之气郁结，圆运动偏斜，元气失和。心脉郁结，气血瘀滞。

治则治法：从天根处修复生长之气，祛郁结，使之与收藏之气相和，使圆运动恢复平衡，元气修复，无为而治。兼治其标，通血脉之瘀滞。

处方：归一饮加减

制附片10g，干姜15g，炙甘草20g，延胡索10g（14剂）

二诊：2014年12月17日，归一饮加减治疗后，心悸减轻，自觉期前收缩次数减少，继用原方治疗。

处方：归一饮加减

制附片 10g，干姜 15g，炙甘草 20g，延胡索 10g（14 剂）

以后一直以此方治疗，2 个多月以后复查 24 小时心电图，频发室性期前收缩已降至 647 次 / 日，患者症状已明显好转。

12. 阵发性房颤、房扑案

李某某，女，58 岁，患者患阵发房扑 1 年余，2014 年 1 月在北京安贞医院做射频消融治疗，当时治疗成功，房扑消失，转为窦性心律。但半年后复发，既有阵发性房扑，又有阵发性房颤，以房扑为主。后收入西苑医院住院治疗，曾用地高辛、倍他乐克（美托洛尔）、胺碘酮及中药治疗，仅能将心室率控制在 100~120 次 / 分左右。倍他乐克用到 200mg/d，地高辛用到 0.5g，1 次 / 天，或用胺碘酮 0.2g，3 次 / 天，仍无法控制。每天当中房颤和房扑持续的时间在 10~15 小时及以上，后又多方服中药无效。遂于西苑医院门诊求治。2014 年 10 月 12 日就诊，患者心悸难忍，偶有头痛，心烦，口苦，口干，气短；饮食、二便尚可。目前服用胺碘酮 0.2g，每天 3 次；倍他乐克 50mg，每天 3 次。脉浮、大、促，沉取涩滞，左寸脉浮明显，脉上鱼际，左关弦紧，右寸浮大，关尺脉不足；舌暗苔薄黄。

按 患者心烦、口干，脉浮大促，左寸脉浮明显，脉上鱼际，尺脉不足，舌红苔薄黄。患者病机是心火上炎，心肾不交。病机看似简单，其实隐含的病机却较为复杂。从脉诊分析，患者心经有瘀血，心脉不通；胆气郁结化热，胆热扰心；肺气不足，中气下陷，阴火上冲；心脾之间有寒凝等。患者病机虚实兼夹，寒热兼有，升降并失，而且病位不在一处，涉及心、肾、胆、脾、肺等，可谓错综复杂，中药处方较为困难，所以患者才多方服中药无效。

病机分析：临床重在辨阴阳，握阴阳之机，使元气修复，元气无为而治，自行解决这些问题。脉浮大促，沉取涩滞，左寸脉浮明显，脉上鱼际，左关弦紧，右寸浮大，尺脉不足，从脉象上分析总体是阳气不收、收藏之气不足、生发之气相对有余所致，圆运动偏斜，元气失和，心脉郁滞，心经火扰，但此火中有实火也有虚火。

治则治法：助势收藏之气，使之与生长之气相和，使阳气归根复命。于月窟处立意，助一阴生，使圆运动恢复正圆，使阴阳恢复平衡、相和之象，元气渐复，无为而治。

处方：观复汤

红参10g，干姜10g，白术10g，炙甘草15g（14剂）

二诊：2014年10月26日复诊，患者房颤、房扑次数减少，最主要的是即使房颤、房扑心室率也可以控制在90次/分以下，已经停用胺碘酮，倍他乐克仍按原量服用，患者脉浮有所好转，但脉仍上鱼际，左寸脉弦涩象初现。

按 收藏之气渐敛，但仍偏浮跃，左寸弦涩为心经血瘀之象，圆运动仍偏斜，圆心未复，二诊继续用观复汤，兼治其标，加延胡索活血复脉。

处方：观复汤加减

红参10g，干姜10g，白术10g，炙甘草15g，延胡索10g（14剂）

三诊： 2014年11月10日复诊，患者在服到第10剂的时候，房颤、房扑不再发作，彻底转为窦性心律，停服倍他乐克，心律在60次/分左右，心悸消失，心律恢复正常。但脉象没有完全平复，仍有频发房性期前收缩，脉仍浮，寸脉上鱼际，圆运动并未完全修复。仍用原方。

处方：观复汤加减

红参10g，干姜10g，白术10g，炙甘草15g，延胡索10g（14剂）

四诊： 2014年11月24日复诊，患者房颤、房扑未再发作，房早明显减少，患者左寸脉浮，但不上鱼际，左关弦，右寸大，关尺脉渐起；舌暗苔薄黄。

处方：观复汤加减

红参10g，干姜10g，白术10g，炙甘草15g（14剂）

患者继续服药3个月，脉象渐平，随诊半年，未再发作。

按 笔者在心血管科工作，所以治疗心血管疾病较多，各种早搏、阵发性心动过速、阵发性房颤来就诊的患者均不少。临床根据脉证选择归一饮或观复汤治疗，治愈率在80%左右。其间兼有急则治其标，应用补中益气汤、四逆散的病例，但大都以归一饮和观复汤为主，可加延胡索活血复脉。

13. 高胆固醇血症案

陈某某，女，52岁，2013年6月2日就诊。患者2012年11月体检，发现血脂升高，低密度脂蛋白胆固醇5.83mmol/L，血清总胆固醇7.24 mmol/L，血清甘油三酯3.1mmol/L，高密度脂蛋白胆固醇1.46mmol/L（正常人血脂水平范围：血清总胆固醇2.9~5.17mmol/L，血清甘油三酯 0.56~1.7mmol/L，高密度脂蛋白胆固醇 0.94~2.0mmol/L，低密度脂蛋白胆固醇 2.07~3.12mmol/L）。患者服用立普妥（阿托伐他汀钙片）20mg。服用 3 个月后，血脂指标降低，低密度脂蛋白胆固醇 2.49mmol/L，血清总胆固醇 5.33mmol/L，血清甘油三酯 2.98mmol/L，高密度脂蛋白胆固醇 1.16mmol/L，但出现转氨酶升高至正常值的 7 倍，故而停药。停药 1 个月后复查肝功能正常，停药两个月后复查血脂又升高，低密度脂蛋白胆固醇 4.97mmol/L，血清总胆固醇 6.13mmol/L，血清甘油三酯 3.22mmol/L，高密度脂蛋白胆固醇 1.05mmol/L，遂求中医治疗。患者饮食已经很注意了，很少吃肉，做菜他很少放油，多在自家吃饭，较少在外吃饭，而且在血脂升高以后也注意锻炼身体，每天坚持快走 5000 步，但血脂依然较高。患者很苦恼，吃西药有副作用，不吃西药，血脂就会反弹。患者无特殊不适及主诉，饮食、二便、睡眠都大致正常，有轻度腰椎间盘突出和颈椎病。否认高血压、糖尿病、冠心病、甲状腺疾病等病史。父母有冠心病和高血压病史。脉弦，沉取涩，尺沉弱，舌红苔薄白。

按 患者症状不明显，其实临床上我们经常会遇到患者客观检查指标异常，但症状不明显的情况。当然仔细询问也会找到蛛丝马迹，这时就不如依靠脉诊。患者脉弦，沉取涩，右关滑，尺沉弱。患者尺弱为肾气不足，沉弦为气郁，沉取涩为血瘀，右关滑为痰湿。但治疗要分清楚主次、因果以及气机的运行顺序。

病机分析：患者脉弦沉取涩，右关滑，尺沉弱，是生长之气不足的表现，体内气血代谢失衡，从中医的角度看就是圆运动失衡，阴阳失和，后天元气失和。因此重点还是修复元气，从而增强患者气血代谢的能力。

治则治法： 从天根处修复生长之气，使阴阳相和，圆运动恢复平衡，使元气修复。

处方：归一饮

制附片10g，干姜15g，炙甘草20g（14剂）

此方没有加减，患者一直连续服用归一饮一个半月，复查血脂：低密度脂蛋白胆固醇2.77mmol/L，血清总胆固醇4.19mmol/L，血清甘油三酯1.28mmol/L，高密度脂蛋白胆固醇1.24mmol/L。后又巩固1个月，依然用归一饮治疗，然后停药半年，复查血脂没有反弹，血脂在正常范围。

按 笔者治疗血脂代谢异常的患者较多，从三十多岁到七八十岁的都有。这些患者除了有些是生活方式造成的血脂代谢异常以外，有一部分是遗传因素所致；但更多见的是，有的患者生活方式已经很注意，并没有大鱼大肉多脂肪的饮食，也在坚持适当锻炼，但血脂依然升高，以总胆固醇和低密度脂蛋白胆固醇升高为主。这部分患者大多是因为代谢能力下降所致，从圆运动的角度看，是生长之气不足或者郁滞，导致圆运动失衡、元气失和。所以临床上我多用归一饮治疗高脂血症，疗效很好，而且不会反弹。

14. 高甘油三酯血症案

洪某某，男，30岁，于2015年6月2日就诊。患者2012年3月检查发现血脂升高，血清甘油三酯21.2mmol/L；低密度脂蛋白胆固醇4.13mmol/L，血清总胆固醇5.97mmol/L，高密度脂蛋白胆固醇0.79mmol/L（正常人血脂水平范围：血清总胆固醇2.9~5.17mmol/L，血清甘油三酯0.56~1.7mmol/L，高密度脂蛋白胆固醇0.94~2.0mmol/L，低密度脂蛋白胆固醇2.07~3.12mmol/L）。患者身高1.76m，体重87kg，患高脂血症已经有 5 年多，并有高脂血症家族史。服用过非诺贝特、阿昔莫司、阿托伐他汀等药物。最好的时候，甘油三酯能降到 8.0mmol/L 左右；但停药后又会反弹。患者已经注意生活方式的调整，控制饮食，少吃肉、蛋黄和油，但很少锻炼身体，肥胖。曾做过针灸减肥，也服用过一些降血脂的中成药和中草药，但疗效不好。患者又不想长期服用西药，遂于西苑医院就诊。患者时有疲乏，食欲好，大便干，睡眠多梦，否认高血压、糖尿病、冠心病、甲状腺疾病病史，父亲有高脂血症病史，母亲有高血压病史。脉沉滑，尺沉细涩，舌暗红苔薄黄。

按 胖人多痰湿，患者体型肥胖、脉滑均为痰湿之象，但尺脉沉涩，提示肾气不足，下焦有血瘀。一般的医生会注意到患者的痰湿，从化痰的角度论治，但不知道痰湿只是其标，本则是肾气不足，下焦瘀血所致。下焦瘀血阻滞肾气之生发，瘀血不去，肾气不得生发。而肾主水，肾气不足，水液代谢不利，痰湿终不能去。治疗应该先以桂枝茯苓丸甚或桃核承气汤祛除下焦瘀血，再以金匮肾气丸补肾气，兼以化痰湿之药以治其标。但这只是我们能看到的病因病机。人体是复杂的，医生若自以为非、自以为是，就不免管窥蠡测、贻误治疗时机。

病机分析：患者生长之气不足，元气失和，气血运行不利，水液代谢失调，拟从元气运行为始，用归一饮治疗，让元气无为而治。

治则治法：从天根处修复生长之气，使阴阳相和，圆运动恢复平衡，元气修复，气化得行。

处方：归一饮加减

制附片 10g，干姜 15g，炙甘草 20g，红曲 12g

按 红曲是以籼米为原料，采用红曲霉菌经液体深层发酵精制而成，《饮膳正要》认为红曲"健脾，益气，温中"。《本草备要》认为红曲"入营而破血，燥胃消食，活血和血"。另外，经过特殊发酵的红曲含有一些他汀类物质，可以降低胆固醇，但较纯粹的他汀类西药疗效弱。加用红曲可谓一举多得，既可以活血化瘀，又可以健脾益气，还可以起到调节血脂代谢的作用。故加红曲与归一饮一起标本兼治。

患者服用此方连续3个月，复查血清甘油三酯3.59mmol/L，低密度脂蛋白胆固醇3.54mmol/L，血清总胆固醇4.07mmol/L，高密度脂蛋白胆固醇0.97mmol/L。患者认为目前血脂水平是自己近几年来最理想的水平，想停药看看会不会反弹，于是停药4个月，复查血脂与停药前接近，没有反弹。

15. 过敏性皮炎案

朱某某，男，40岁，2015年8月10日就诊。患者自述在北京香山爬山时，接触了不明植物的花粉后，头面部出现皮肤红肿，手臂也有不同程度的红肿，眼睛几乎肿得睁不开，皮肤上可见红色疹子。就诊于某院皮肤科，诊断为过敏性皮炎，建议用激素等外用药，并开了些清热解毒疏风的中药。患者没敢用激素，服用了中药汤剂3天不见效，遂于西苑医院就诊于我处。患者除皮肤红肿外，还有皮肤痒，但没有流脓、流水等表现，没有恶风、恶寒及汗出异常，纳差；由于痒，导致睡眠变差；大便平时就偏干，小便黄，口干，口渴；脉浮弦数，舌红，苔薄黄。

按 患者因接触不明植物的花粉，引起皮肤红肿，脉浮弦数。从脉证分析应属于中医风热之毒蕴于皮肤腠理，患者圆运动之生长之气被外邪所抑制，营卫失调，头面为太阳阳明循行之处，皮肤红肿，大便干，口干口渴，兼有阳明郁热，无以宣达，为太阳阳明合病，属于太阳阳明表证。可用葛根汤加减为法，但前医不明表里经络，但见红肿，即以清热解毒之药治之。这种只辨病不辨证，只看局部不看整体，只看表面，不深入分析病机的情况实际上是现代中医治疗的通病，不可不慎。

病机分析：患者为外邪引动内风，但此内风郁于体表，圆运动之生长之气与之相争于体表，脉浮弦数为正邪相争所致。表气愈郁之，内气与之相抗愈强；只是邪正相持，两不能胜。圆运动时而被外邪微微压扁，时而又鼓邪而出，以复圆之形，正邪相争，相持不下，故此时只需稍微扶助一下生长之气即可。

治则治法：从天根处助势于生长之气，使生长之气鼓荡，以正圆之力抗邪外出，皮疹自复。

处方：归一饮

制附片6g，干姜9g，炙甘草12g（5剂）

患者只服用了3剂，皮疹尽消，皮肤恢复如初。

16. 蚊虫叮咬案

华某某，男，36岁，2012年7月就诊。因出差到江西，被不知名飞虫叮咬到左小臂和手背，致左小臂和手红肿，尤其是小臂肿大有正常时的一个半大小。瘙痒，伴有疼痛，到某院皮肤科治疗，给予激素软膏和清热泻火的中成药，经治疗一周没有好转，遂于2012年6月29日至我处治疗。刻下小臂及手红肿明显，饮食、二便尚可，口干；最近由于小臂红肿睡眠较差；有吸烟史20年，平均每天一包烟，很少饮酒，脉弦涩，沉取滑，舌红苔黄腻。

按 蚊虫叮咬，毒邪蕴于血脉，卫气与之相搏，毒邪外出，蕴于腠理，所以皮肤红肿。治疗当以疏风解毒为法，但不可过用寒凉之清热解毒药，要注意透达营分之邪。温病治法中有透营转气一法，可用于此。但如此小证，不必劳烦诸多攻伐之品以至于邪正均有所损伤。元气修复，无为治之，自能驱邪外出。

病机分析：从脉证分析，热毒蕴于体表，患者圆运动之生长之气与之相搏，正邪相争，但邪正相持，两不能胜。此时只需稍微扶助一下生长之气，使元气修复，自然可以祛邪。

治则治法：从天根处扶助生长之气，使生长之气鼓荡，元气不受邪侵，邪气外出，红肿自复。

处方：归一饮

制附片6g，干姜9g，炙甘草12g

患者服用5剂，红肿尽消，恢复如初。

按 元气无为不代表只可以治疗慢性病，因为元气无为而无不为，不分慢性病和急性病。

17. 严重痤疮案

杨某某，男，22岁，患者于2010年7月13日就诊。患者患严重痤疮3年，长相清秀，皮肤白皙，但面部的痤疮几乎糊满了左半边脸，一直连到颈部，左侧颈部也几乎布满痤疮，然后是前胸，左侧几乎布满，痤疮高出皮肤处最高有将近1cm，是几层痤疮累积所致，时有脓点。患者比较痛苦，已经有点轻度抑郁，中西药已经应用了4年多，还在皮下注射过激素类药物，丝毫不见效，朋友推荐来我处就诊。患者饮食、二便正常，已经不吃辛辣海鲜等刺激食品，入睡较难，情绪抑郁，性格腼腆，脉沉涩弦，左关弦硬，舌红苔薄白。

按 患者痤疮较为严重，而且瘢痕也较重，气血瘀滞于少阳，少阳主枢，在半表半里，多用和法；少阳又为一阳，忌汗吐下之攻伐之法。观《伤寒论》小柴胡汤，以和解少阳为法，尚有人参、甘草、大枣扶正，不可滥用攻伐。而许多医生不辨六经，不明六经之开枢合，一见所谓炎症便以清热解毒治疗。此过用寒凉无异于攻伐之剂。《道德经》云："兵者不祥之器，非君子之器，不得已而用之，恬淡为上。"但此少阳瘀滞已经不在无形气分，而已成有形之邪。气血痰湿瘀滞于少阳，少阳既有郁结又有少阳阳气不足，生发之力不足，也可谓虚实夹杂，诚为难治。

病机分析：生长之气抑郁不舒，痰湿瘀血郁于经络，久郁不通。生长之气生发不足，导致生长之气与收藏之气失和，元气受损，无以祛经络之邪阻。因此治疗是在修复生长之气，令元气通和，此为治本，兼以通络活血祛痰，以治其标。

治则治法：从天根之处修复生长之气，元气通和，兼祛经络之邪。

处方：归一饮加减

制附片10g，干姜15g，炙甘草20g，皂角刺12g，连翘10g（7剂）

二诊：2010年7月20日就诊，患者面部的痤疮脓点减少，余无变化，舌脉同前，继服原方21剂。

处方：归一饮加减

制附片10g，干姜15g，炙甘草20g，皂角刺12g，连翘10g（7剂）

三诊：2010 年 8 月 12 日就诊，患者面部痤疮已经没有脓点，没有新发的痤疮，已经有的痤疮逐渐变小，颜色变淡，有的已经露出下面的皮肤；脉沉涩弦，左关弦硬减轻；舌红苔薄白。继续应用归一饮为主。因为脉沉涩，痤疮有的颜色紫暗，提示气虚瘀滞于经络较重，所以加红花活血化瘀。

处方：归一饮加减

制附片 10g，干姜 15g，炙甘草 20g，皂角刺 12g，红花 10g（21 剂）

四诊：2010 年 9 月 3 日就诊，患者痤疮已愈大半，面部最为明显，基本已经消失，颈部痤疮已经消失一半，面部还有一些瘢痕，胸部痤疮没有减少太多，但已经处于平复状态，没有新发的痤疮。脉沉涩弦，左关弦硬已经减轻一多半。仍标本兼治，祛瘢痕以僵蚕为佳。

处方：归一饮加减

制附片 10g，干姜 15g，炙甘草 20g，皂角刺 12g，僵蚕 10g（21 剂）

这样服用归一饮加减约有 3 个月，有时候加红花，但皂角刺始终应用。3 个月后，面部痤疮几乎全部消失，只留有些许瘢痕。继服归一饮加减 1 个月，胸部痤疮减少了近 2/3，后因患者要去外地上学，所以停用中药治疗。

按 患者痤疮较为严重，多次治疗无效。笔者以归一饮调整元气运化之机，交给元气治疗。为减轻元气的负担，兼取治标之药。《医学入门》中曰："皂刺，凡痈疽未破者，能开窍；已破者能引药达疮所，乃诸恶疮癣及厉风要药也。"《本草汇言》中曰："皂荚刺，拔毒祛风。凡痈疽未成者，能引之以消散，将破者，能引之以出头，已溃者能引之以行脓。于疮毒药中为第一要剂。又泄血中风热风毒，故厉风药中亦推此药为开导先锋也。"故皂角刺始终应用，其实已有无为中求有为的含义，盖引元气先走皮肤，以之攻取经络之邪。连翘亦是疮家圣药，《本经》中说："连翘，主寒热，鼠瘘，瘰疬，痈肿恶疮，瘿瘤，结热。"红花，活血化瘀，《本草正义》中说：红花"达痘疮血热难出，散斑疹血滞不消。"但不管怎样，这些都是治标之药。

18. 丹毒案

许某某，女，86岁，2009年8月19日就诊，患者3天前出现右小腿红肿热痛明显，但没有高热畏寒及头痛等症状，伴恶心、食欲差，小便黄，大便干。患者先就诊于望京医院，医生让其用芒硝煮水泡敷患处，但皮肤红肿热痛反而加重，朋友介绍遂就诊于我处，查右小腿红肿热痛，皮肤扪之热手，患者体胖，脉沉滑弦数。

病机分析：患者虽然小腿红肿热痛，但从脉象上分析，脉沉滑数，脉虽数，但脉势压抑，且脉不浮，仍是生长之气受压抑之象，元气失和，热毒蕴结，治疗上但和元气，不计其余。

治则治法：扶助生长之机，与收藏之气和合为一，元气运化，无为而治。新感之邪，元气不虚，元气自会选择首先祛邪，而不会缓治，定会速决。

处方：归一饮
制附子6g，干姜9g，炙甘草12g（3剂）

二诊：2009年8月22日复诊，患者服用3剂药以后皮肤红肿热痛减轻大半，脉仍沉细，但弦数减轻。继服原方5剂痊愈。

按 这是笔者比较早期的医案，那时候本书的结构才刚刚成形，正在临床验证中，此患者一看是丹毒，又有红肿热痛的临床表现，初起也不敢用归一饮，但一个细节提示我也许可以用，即患者用芒硝水泡敷患处反而加重。我们知道芒硝是大寒之药，若真是热毒，应该减轻才是，反而加重，所以考虑仍是虚火所致，毕竟归一饮是一剂温热药，所以当时也是尝试应用归一饮，说尝试是因为一般来讲，丹毒真寒假热并不多见，但即使是诊断了真寒假热，一般的医生也不会一上来就应用类似四逆汤的归一饮来治疗。此次应用归一饮，没想到效如桴鼓，这也激励了笔者在临床中进一步扩大归一饮的应用范围，而且跳出以疾病为中心的治病理念，关注元气，关注阴阳二气。换句话说，无论症状表现是寒是热、是虚是实，只要病机上生长之气不足或者受压抑，都可以用归一饮。

19. 呃逆案

冯某某，男，70岁，2013年10月15日就诊，患者3天前出现顽固性呃逆，昼夜不停，晚上不能入睡，经中西医多种治疗无效，至中日友好医院就诊，医生建议手术治疗，患者不愿意手术遂就诊于我处，就诊时患者呃逆不断，诊脉沉弦有力微紧。

病机分析：脉沉弦有力微紧，为生长之气受压制之象，胃气上逆，元气失和，故呃逆不止。

治则治法：修复生长之气，使之与收藏之气相和，元气调达，使胃气和顺，加丁香、柿蒂以治其标。

处方：归一饮

制附子10g，干姜15g，大枣20g，丁香6g，柿蒂6g（2剂）

按 丁香温胃散寒，降逆止呃；柿蒂苦平，降逆气，二者是对药。

二诊：2013年10月16日复诊，患者服药后呃逆稍有好转，但仍整夜未睡，患者已经连续4天未睡觉，实在难以忍受，想去医院手术治疗，笔者再三考虑，劝患者再观察一天，中药已经有效，再坚持一天，患者勉强同意。诊脉仍沉紧有力，仍考虑用归一饮，但加大剂量。

处方：归一饮加减

制附子15g，干姜20g，大枣30g，旋覆花6g（包煎），生代赭石12g（2剂）

三诊：2013年10月17日复诊，患者服用上方一剂呃逆减轻90%，已经可以入睡，嘱患者再服一剂，诸证悉愈。

20. 顽固汗证案

王某某，71岁，女性，主因"反复喘息、畏寒30余年，间歇性恶风畏寒、发热、大汗出3年余"就诊。患者于1976年受凉后出现发热、咳嗽等症状，伴畏寒、呼吸困难。体温最高40℃。当地医院诊断为"支气管哮喘"，给予"泼尼松、氯丙嗪"治疗后体温正常，呼吸困难缓解。此后患者长期口服激素治疗（地塞米松），喘息症状时有发作，不能平卧，伴畏寒，大汗。5年前患者开始长期口服中药治疗（方剂中含麻黄，其余药物不详），喘息症状明显缓解，但仍畏寒、反复出汗。近3年，患者自诉每隔一两日"感冒"一次，主要症状为恶风、畏寒、发热，故患者四季皆着秋冬衣帽；全身骨痛明显，后背及双足冰凉，且仍昼夜汗出如洗，因为换衣不及所以白天身上披个毛巾放在内衣内。大便困难，小便频数。睡眠很差，不易入睡，晚上睡三四个小时，入眠后多梦。既往史：高血压、糖尿病病史十余年，血压、血糖控制稳定。患者近3年遍访中医专家，一直没有断服中药，但始终不见显效。2015年5月11日就诊于我处，诊脉左脉沉弦细近紧象，右脉微弦，重取无力。

病机分析：患者左脉沉弦细紧，右脉微弦，重取无力，是生长之气不足兼有生长之气受抑制的病机，生长之气与收藏之气不能尽和，人体气化之圆变小偏斜，元气受损，在表之营卫出入失和，在里之脏腑升降失和。

治则治法：从恢复生长之机入手，使生长之气渐渐与收藏之气相和，恢复元气，元气得复，无为而治。

处方：归一饮

制附子10g，干姜15g，大枣20g（14剂）

二诊：2015年6月25日复诊，患者出汗稍有好转，但睡眠明显好转，晚上可以睡5个小时左右，左脉沉弦细，紧象好转，右脉微弦，重取无力。继用归一饮治疗。

处方：归一饮

制附子10g，干姜15g，大枣20g（14剂）

三诊：2015年8月6日复诊，患者服用此方1个月余，睡眠已经正常，"感冒"发生间隔延长至1周，即使感冒也会很快恢复，感冒持续时间减少，精力体力好转，但出汗情况没有本质改变，只是较前稍有减轻，左脉沉弦，左关明显，右脉弦弱。

处方：归一饮加减

制附子10g，干姜15g，大枣20g，桂枝10g，白芍10g（14剂）

四诊：2015年8月20日复诊，患者出汗情况未改善，其余症状同前。诊脉：左脉沉弦，左关明显，右脉弦弱。

处方：小柴胡汤

柴胡18g，黄芩12g，半夏10g，生姜10g，党参10g，炙甘草6g，大枣6g（14剂）

按 虽然临床上出汗证求治于中医的并不少见,但该患者较为复杂,而且严重,曾服用过多种中药,笔者曾经开了以大剂量黄芪为主的玉屏风散,刚一开出来,患者就说,吃过此药,黄芪用到过100g,吃过两个月无效。又开了一个桂枝汤加减、防己黄芪汤加减,患者一看说也都吃过,我刚开始开归一饮的时候,患者说:"您开的附子用量太小了,我吃过60克附子的中药都没效。"从圆运动的角度看,患者病情复杂,病变有多处,元气修复要有个过程。治疗出汗时,由于邪气阻滞,显然元气的力量还不够,但这个症状却是患者最痛苦的症状,这时候不妨先治其标,使邪气得以松解或部分祛除,减少对元气的压制,这样元气恢复也可以更快。从脉象上分析,患者左脉沉弦,左关明显,右脉弦弱。为少阳风郁、枢机不利伴脾虚之象,故拟用小柴胡汤治疗,以疏少阳之风。

五诊: 2015年9月20日复诊,患者服用此方近1个月,恶风、畏寒、大汗等症状较前缓解四分之一。"感冒"发生间隔延长至15天左右,但即使夏天仍然穿羽绒服,里面垫上3块毛巾,诊脉:左脉沉弦,左关弦象减轻一多半,右脉弦弱,但较前有力,弦象亦减轻。

处方:归一饮
制附子15g,干姜20g,大枣30g(30剂)

按 患者经过小柴胡汤的治疗,少阳风郁的情况多有好转,元气运转的负担减轻,但生长之气仍受抑制,仍拟用归一饮治疗,因为元气经过前期的修复,已经较为充足,所以归一饮加大剂量。

六诊: 2015年10月20日复诊,患者恶风、畏寒、大汗等症状明显缓解,虽然天气转冷,但患者已经不用穿羽绒服,和正常人一样了。其余诸证皆缓解。原方继服,巩固观察。

21. 腰椎病案

徐某某，女，69岁，于2015年7月23日就诊。患者阵发腰痛3年余，加重2个月余，在我院做腰椎X线片提示：各腰椎椎体边缘增生，腰4~5、腰5至骶1间隙明显变窄，椎间孔变小，诊断"腰椎退行性改变，腰椎病"，曾予针灸、理疗、按摩、药物熏蒸，内服中成药、中草药，疗效都不显著。有冠心病病史两年，高脂血症病史5年。朋友介绍就诊于我处，刻下患者腰痛，时有头晕、乏力、动则汗出，心悸，大便干，夜尿多，口干，纳呆，舌质暗红，舌体胖，边有齿痕，舌苔白厚腻，诊脉左脉沉紧，右脉沉滑。

按 从舌脉上看患者为气虚、痰湿阻络所致，可用四神煎合温胆汤治疗，益气化痰兼以通络。

病机分析：患者左脉沉紧，右脉沉滑，是生长之气受抑制之象，阴（收藏之气）阳（生长之气）失和，经络之气周流失畅，阻滞于下焦。

治则治法：助生长之机，使元气修复。加杜仲、川牛膝引导元气直达病所。

处方：归一饮加减

制附子10g，干姜15g，大枣20g，炒杜仲10g，川牛膝10g（14剂）

二诊：2015年8月7日复诊，患者腰痛明显好转，不但如此，乏力、心悸、纳呆、大便干等症状均有好转，夜尿仍多，左脉沉弦，右脉沉滑。仍用原方。

处方：归一饮加减

制附子10g，干姜15g，大枣20g，炒杜仲10g，川牛膝10g（21剂）

服药后患者腰痛痊愈，随访 2 个月，未再疼痛。

22. 颈椎病、颈心综合征案

孟某某，男，49 岁，于 2015 年 4 月 11 日因"阵发头晕、胸闷半年余，症状加重伴颈部不适两个月"就诊，患者半年前因为头晕就诊，诊断为高血压病，服用降压药后血压平稳，但头晕没有改善，又因为胸闷怀疑冠心病，在 309 医院做冠状动脉 CT，未见狭窄，从而除外冠心病，但头晕、胸闷的症状一直未缓解，直至两个月前因颈部不适就诊于骨科，做颈椎磁共振诊断为"颈椎病"，在中医骨科做按摩手法治疗，症状有所缓解，但最近两周又有所反复，朋友介绍就诊于我处。患者头晕伴有胸闷，最近失眠，入睡差，饮食可，二便正常。服用络活喜（氨氯地平）5mg，每日 1 次，血压在 130/85mmHg 左右。舌暗苔薄白，边有齿痕，舌下脉络迂曲。左脉弦，重取涩，左寸不足；右脉沉滑。

病机分析：患者左脉弦，重取涩，左寸不足。左脉主升，左寸不足、左脉弦是生发之气无力；右脉沉滑，为收藏之性相对过度，人体气化之圆被压扁，圆运动失和。

治则治法：扶助生长之机，使之带动收藏之气，二者相和，使气化之圆复原。

处方：归一饮加减

制附子 10g，干姜 15g，大枣 20g，葛根 12g（14 剂）

二诊：2015 年 4 月 25 日就诊，患者头晕、胸闷、颈部不适均有明显好转，睡眠也有改善，诊脉：左脉略弦，重取涩，左寸不足但较前减轻；右脉浮细，中取略滑。仍用原方。

处方：归一饮加减

制附子10g,干姜15g,大枣20g,葛根12g(21剂)

21剂后患者诸症皆愈。

23. 头部外伤后严重抑郁案

张某某,男,54岁,于2015年4月26日就诊,患者5年前头部外伤,经中西药治疗后遗留严重头痛、烦躁、易怒,并出现严重抑郁,对事物都失去兴趣,记忆力严重下降,已经不能工作,遂辞职在家养病。就诊时目光呆滞,双眼视物发直。脉弦,沉取涩,舌质暗舌苔白腻。

病机分析:患者脉弦,沉取涩,舌质暗,舌苔白腻,为生发之气受到抑制,导致气血瘀滞,痰湿内阻,肝气不舒,肝血瘀滞,圆运动失和。

治则治法:扶助生长之气,使之与收藏之气相和,使元气渐复,气血调达,痰瘀得化。佐以活血化瘀兼治其标。

处方:归一饮加减

制附子10g,干姜15g,大枣20g,川芎6g(28剂)

二诊:2015年5月28日就诊,患者头痛已愈,烦躁易怒明显减轻,家属述脾气明显好转,目光不再呆滞,但仍有抑郁,对事物没有兴趣,记忆力下降。脉弦,右尺脉不足,舌质微暗舌苔白。

病机分析:患者肝郁、气滞、血瘀减轻,生长之气得以部分修复,元气渐复,仍以归一饮加减,继续修复元气。加巴戟天补肾,治疗抑郁。

处方:归一饮加减

制附子10g,干姜15g,大枣20g,巴戟天10g(28剂)

三诊:2015年6月30日就诊,患者抑郁明显减轻,开始对生活有信心,对事物有兴趣,记忆力改善,情绪改善,家庭也开始和睦,脉微弦略滑，右尺脉仍不足但有所改善，舌质淡红舌苔白微腻。

病机分析：患者生发之气渐复，但仍未完全恢复，元气仍需修复，但痰瘀气滞均明显改善，继以归一饮善其后。

处方：归一饮

制附子10g，干姜15g，炙甘草20g（28剂）

后随诊，患者诸症渐愈，遂停药。

下篇 立言与立行

宋·邵雍：乾遇巽时观月窟,地逢雷处见天根。天根月窟闲来往,三十六宫都是春。

《道德经》与中医

《道德经》《周易》是中国传统文化的源泉之一，是中国传统思想的巅峰之作，其思想影响了上至先秦诸子，下至历代思想家、帝王将相及平民百姓。先秦之儒家、法家、兵家、阴阳家都受到了老子思想的影响，其中也包括医家。

《道德经》谈的是天地万物之理，中国古人认为天地万物虽不同，但其理是相通的，故以之治国可以为明君，以之处事可以为圣人，以之养生则可长生久视。可见，以老子思想为宗，无论治国、修身、养生都能臻于至境，何况是治病呢。《道德经》之道也是医学之道。

如前所述，老子的思想在《黄帝内经》中已经得到了继承和应用，但并没有真正在后世的中医发展中得到深入，一方面是因为汉以后儒家思想作为社会主流思想，深刻地影响了中医，从后世读书出身的医生常常被称作"儒医"就可见一斑；而另一方面，道家虽然继承了老子的思想，但其是以丹道修炼为目标，并非是为了治病。这些因素都导致老子的思想在后世医学中没有得以深入发展。但是，《道德经》既然谈的是万物之理、天地之道，医道自然也在其中。

本章试图将中国古代思想的两部巅峰之作《道德经》《周易》的思想应用到中医学上，希望使中医进入一个新的境界。而这种应用不应该只是在理论上的旁征博引甚或牵强附会，而应该是在理论和实践两个层面上有所建树。本书以《道德经》《周易》《黄帝内经》三书为中医立言、立行之根本。

要将《道德经》的思想应用于中医实践，首先就要真正明白《道德经》的本义，本文将从讲解《道德经》开始。

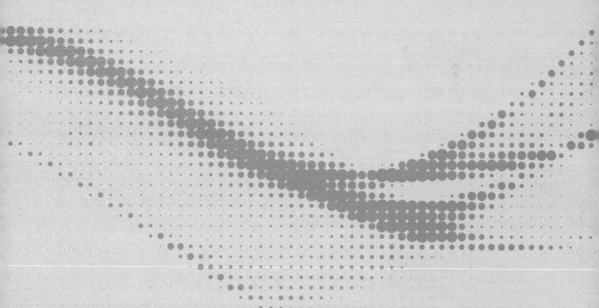

道可道

《道德经》第一章：

道可道，非常道。名可名，非常名。无，名天地之始；有，名万物之母；故常无，欲以观其妙；常有，欲以观其徼。此两者，同出而异名，同谓之玄。玄之又玄，众妙之门。

译释：道，可道，非恒常之道；名，可名，非恒常之名。无，可称作天地的开始；有，可称作万物之母。所以若常处在无的状态时，可以观察到道的奥妙之处；若常处在有的状态时，可以观察到道的显现和作用（徼，或曰痕迹，或曰边界，或曰徼通曒，朱谦之云："曒，光明之谓，与妙为对文，意曰理显谓之曒也"，于省吾考证敦煌本后亦从之，但其意一也，皆是道之用）。有和无，此两者，本是一体，只是名称不同，都可以称为玄，玄之又玄，众妙之门。

这一篇是《道德经》全篇的主旨之一，其解读众说不同。首先就是"道可道，非常道""名可名，非常名"这两句，这两句难在"常"这个字上，并由此分为三派，一曰，常乃"恒常"。"常"，帛书、竹简本均作"恒"，常道，即恒常不变之道，即真正的道。此说认为：道可以言说，但可言说之道，就不是那个永恒常在的道。此说如战国的韩非、西汉严遵、东汉河上公、曹魏王弼、唐代成玄英、陆希声、明代憨山等人。如明代憨山大师注《道德经》云：

> 所言道，乃真常之道。可道之道，犹言也。意谓真常之道，本无相无名，不可言说。凡可言者，则非真常之道矣，故非常道。且道本无名，今既强名曰道，是则凡可名者，皆假名耳，故非常名。此二句，言道之体也。

二曰，常乃"平常"。此说以为：道是可以说的，但那不是平常普通的道。如唐代的司马光、李荣等人。李荣说："非常道者，非是人间常俗之道也。"司马光曰："道亦可言道耳，然非常人之所谓道也……常人之所谓道，凝滞于物。"道，非平常之士所认为的平常之道。

三曰，常乃"不变"。非常，即变化无常。唐玄宗云："非常道者，妙本生化，用无定方，强为之名，不可遍举，故或大，或逝，或远，或返，是不常于一道也，故云非常道。"

这三个观点看似不同甚或相反，然究其意则一也，即"道"的无上性，它超越了我们的语言、思维。第一种观点和第二种观点看似相反，其实是从正反两面说了同一个意思。其实笔者还有第四种解释，即道，可以言说，但不是用平常的言说方法。（参见后文"一学"）

再看接下来的四句，有人这样断句：

> 无名，天地之始；有名，万物之母；故常无欲，以观其妙；常有欲，以观其徼。

这样断句，孤立地看似乎不能说不对。但通篇来看，如果先说了有名、无名、有欲、无欲四个不同的概念，然后紧接着说"此两者，同出而异名"，那"此两者"，到底指的是哪两者呢？是有欲和无欲？还是有名和无名？如果说是紧接着"此两者"的"有欲"和"无欲"，那么就是"有欲"和"无欲"这两者"同出而异名，同谓之玄，玄之又玄，众妙之门"。

我们知道，就欲望而言，老子是主张无欲、无求，即使是学，都是"为学日益，为道日损"，何况是欲，此与老子的无欲无为、弃知绝学的思想完全相反。而且，"有欲"如何能作为玄之又玄的众妙之门？而将其断句为"有""无"，不但符合"两者"之意，而且"无"是道的本体，"有"是道之用，故此两者同出而异名，同谓之玄。"故常无，欲以观其妙"，当你处于"无"的道的本体状态时，你可以去观道的妙处。"常有，欲以观其徼"，徼通曒，象征明亮的月光，当你处在"有"的道之用时，就能看到道的显现像月光一样清晰可见，二者同出而异名。从道体之无，可观其妙，即"常无，欲以观其妙"；从可道之有——道之用，可观其徼，即"常有，欲以观其徼"。

"无"是道之体，"有"是道之用。常"无"的时候，看的是道之体，常"有"的时候看的是道之用。道之用即是道之德，德是道的显现。二者同出而异名，即道与德，故曰"道德经"。这一篇最后两句是点睛之笔，告诉我们"道与德""无和有"是什么关系？"此两者，同出而异名，同谓之玄。玄之又玄，众妙之门"，"道与德""无和有"同出而异名，"有、无"本是一个东西，只是名称不同而已。这让我想起佛教的《心经》，《心经》中云："色不异空，空不异色。色即是空，空即是色。"色即是有，空即是无，这里说的不就是有和无、色与空同出而异名吗，这就是众妙之门啊。佛家说空与色，真空和妙有；道家说有和无，道与德，《道德经》和佛家的思想竟如此一致。

道之本体是无，既然是无，当然无可道之，无可名之，但道之本体与道的显现——"有与无"同出而异名，故道虽无又在万物之中，所以才有后世总结庄子的那句话："道在蝼蚁，道在稊稗，道在瓦甓，道在屎溺，道无所不在。"道在万物，故道可道之，可名之。道融于万物，又化生万物，包含万物。虽然万物皆道，但若想用某个具体的名字称谓它，想用某个具体的描述来言道它，就局限了它。因为只要是具体的就是局限的，只要是描述的、命名的就是具体的，所以本质上任何称谓——名、描述——道（言说），都无以表达这个包含了所有事物的道。就像空间是空无，但可以借助某个具体的物体显现出来——可道，但这个具体的物体不是空间，这个具体的物体显示的空间是无限空间的一部分，它具备空间的性质——可道，但不是真正的这个无限空间——非常道。

《道德经》和中医有什么关系呢？和中医大有关系，我们慢慢讲。

道生一

《道德经》四十二章中云：

道生一，一生二，二生三，三生万物。万物负阴而抱阳，冲气以为和。

老子在这句话里讲了宇宙万物的生成，是老子最重要的思想之一。

这里用了一、二、三，在中国古人眼里的数字绝不单单是计数的方法，它更包含了深刻的哲学思想。

"道生一"，"一"在中国传统文化中代表最初始、本源、根本等，《说文解字》中说：

一，惟初太始，道立于一，造分天地，化成万物，凡一之属皆从一。

"一"代表了源头、起源、整体、不可分、无分别等深刻含义。"一"还代表了一个整体，不可分。一就是不二，二是分别之始，不二就是无分别，无分别就是混沌，所以《庄子》有个故事：

南海之帝为倏，北海之帝为忽，中央之帝为混沌，倏与忽时相与遇于混沌之地，混沌待之甚善。倏与忽谋，报混沌之德，曰："人皆有七窍，以视听食息，此独无有，尝试凿之。"日凿一窍，七日而混沌死。

传说南海的君王叫做"倏"，北海的君王叫做"忽"，中央的帝王叫做"混沌"。倏与忽经常作客于混沌的国土，接受混沌丰盛的招待，倏与忽欲报答混沌这样热情的款待，想着人都有七窍而混沌却没有，就想要一天凿出一窍，让混沌也能跟他们一样享受美食、音乐、愉人的景色等，没想到等七天凿完七窍后，混沌却也因此死了。"一"是混沌，"一"若可分，则"一"也就如混沌被凿七窍而死一样消失了。

道生一，一生二，二即天地，即阴阳，所以中国古人云："混沌初开，乾坤始奠，气之轻清上升者为天，气之重浊下凝者为地。"这个理念即源于一生二，一即混沌。

"一"是道之德。

《说文解字》中云"道立于一"，《素问》中云"揆度奇恒，道在于一"，《庄子》中云"道通于一"，为何？道和一到底是什么关系？《道德经》中云：

万物生于有，有生于无。

道是无，无生有，即是道生一，这里的有即是一，万物生于有，即是一生万物，"道生一，一生二，二生三，三生万物"，说到底是一生万物，这个有是生万物的有，是最初的有，这个有即是一。有和无，同出而异名，故道和一同出而异名，故云"道立于一""道在于一"。这个一是道之有，是道的显现，道的显现即道之德，《道德经》谈的

就是道与德,"一"就是道之德,故《道德经》云:

昔之得一者;天得一以清;地得一以宁;神得一以灵;谷得一以盈;万物得一以生;侯王得一以为天下贞。

一生二——阴阳之本

一生二，即太极生两仪，二，阴阳也，天地也。我们知道，中国古人重视阴阳，《素问》中云："阴阳者，天地之道也，万物之纲纪，变化之父母，生杀之本始，神明之府也。"何为阴阳？阴阳即二元对立，而二元对立是这个世界基本特征之一。一切事物，大至宇宙，小至粒子，无不有生有灭，有生灭就有阴阳，生灭是二元对立。我们的世界，空间有上下，时间有先后，距离有远近，数量有多少，体积有大小，乃至左右、雌雄、明暗、成败、出入等，这个世界是二元对立也就是阴阳构成的，阴阳是这个世界的基本特征。

阴阳即二元对立，二元对立世人皆知，如果仅仅如此，这也不是什么特别了不起的认识，但中国人对阴阳的认识，绝非仅仅是要表达二元对立就结束了，而是展示了中国古人对二元对立的独特的认识，这个独特认识就是"一生二"，这至关重要。一生二，首先，这个二是在"一"这个整体下的二，即阴阳本是一体。有了这个认识才知道，阴阳不只是对立，因为其源于一，所以阴阳要交融、相和，阴阳的相和、交融之力，源于其本自一体。阴阳的相和、交融才有了物极必反、阴阳转换、阴阳互根，有了物极必反才将阴阳合为一体成为圜道，故《鹖冠子·环流》中曰："物极则反，命曰环流。"环流即圜道也。因此阴阳表达的不仅是二元对立，更重要的是对立的相和，因为一生二。阴阳要合一，所以《道德经》中才说"万物负阴而抱阳，冲气以为和"，阴阳要相和，和即归一。

阴阳源于一，"一"本就包含阴阳。在"一"之时，阴阳不分，混而为一，即混沌。混沌初开，轻清之气——阳——上升为天，重浊之气——阴——下降为地。阴阳产生之后，阴阳要相交，地气上交于天，天气下交于地。阴阳不相交，则阴阳离决，故《素问》中云："阴平阳秘，精神乃治；阴阳离决，精气乃绝。"阴阳离决，生机即息，死亡也。阴阳相交才能生，因为阴阳源于一。故《庄子》中云："至阴肃肃，至阳赫赫。肃肃出乎天，赫赫发乎地，两者交通成和而物生焉。"宋代周敦颐说："二气交感，化生万物。"两者交通、二气交感，即三生万物。北宋张伯端著有一部论述内丹修炼的著作《悟真篇》，其地位与魏伯阳的《周易参同契》相仿，同为丹经之祖。张伯端在《悟真篇》中说："道自虚无生一气，便从一气产阴阳。阴阳再合成三体，三体重生万物昌。"完美地解释了《道德经》的这句"道生一，一生二，二生三，三生万物"，这个三即阴阳相交（图3）。这个三在阴阳之中，非阴非阳，即阴即阳，阴阳在此合为一体，故这个"三"是在后天——阴阳层面——对"一"的回归。

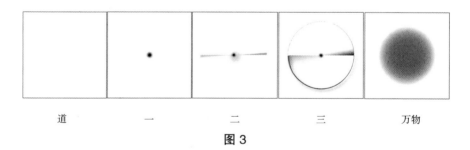

道　　一　　二　　三　　万物

图 3

这个三，在阴阳之中，是阴阳相和之处，这就是儒家所重视的"中""和""中庸"。《中庸》说："中也者，天下之大本也；和也者，天下之达道也。致中和，天地位焉，万物育焉。"为何中国古人如此重视中与和？因为中与和即"一"，如果说"道生一"的一是先天的一，那么中与和就是后天的一，是后天对一的追求，故《庄子》中云："我守其一，以处其和。"

五行中的土，既居四行之中央，也是对后天之"一"的体现。其所以称之为土，是因为土象征了"一"。土像"一"一样，生万物，《说文》中云："土，地之吐生物者也。"《素问·太阴阳明论》中云："土者，生万物而法天地。"《伤寒论》中云：土（阳明）为"万物所归"。土，五行之中也，所以"中""一"，是万物之源，也是万物所归。

和是动态的，"冲气以为和"，《说文解字》中曰："冲，涌摇也，从水、中。"和，是动态之"中"也，和，是不同之物或事的动态相和，而不是静止的相同，孔子在《论语·子路》中曰：

君子和而不同；小人同而不和。

《国语·郑语》中云：

夫和实生物，同则不继。以他平他谓之和，故能丰长而物归之；若以同裨同，尽乃弃矣。

不同才有和，"同则不继"，同是没有生命力的，更谈不上和。"夫和实生物"，不同而产生和，才能生生不息，才"能丰长而物归之"。故"一"非同也，一，万物之和乃为一。

中国古人说"中和""中庸""中正""太和""保和""平和"等，都源于对"一"的重视。"一"包含阴阳，超越阴阳，是阴阳之所源，也是阴阳之所归。"一"之观，是中国传统文化的核心。儒家、道家对"一"的追求，形成了中国传统文化的先天学和后天学，也形成了中医的先天学和后天学。（详见后文"一学"）

无为——道之德

《道德经》有四个最重要的概念就是道、德、一、无为,《道德经》谈的首先就是道与德。《道德经》在第一篇谈了道以后,紧接着第二篇、第三篇谈的就是无为,《道德经》上篇又称为道篇,下篇又称为德篇,德篇开篇就谈无为。《道德经》上篇《道篇》第二章中云:

圣人处无为之事,行不言之教。万物作焉而弗始,生而弗有,为而弗恃,功成而弗居。夫唯弗居,是以不去。

《道德经》下篇《德篇》第一章中云:

上德不德,是以有德;下德不失德,是以无德。上德无为而无以为;下德为之而有以为。

译释:上德之人已经在道德之中,不知还有什么别的身外的道德,这才是真正的有德;下一等的德因为还没有在道德中,所以十分珍视道德,不想失去德,那是因为他还没有得到真正的德。上德无为,所以我们看不到它的刻意所为;下德有为常常是刻意所为。

无为是《道德经》的核心概念之一,在各篇中反复提到:

为无为，则无不治矣。

——《道德经》第三章

为学日益，为道日损，损之又损，以至于无为，无为而无不为。

——《道德经》第四十八章

为无为，事无事，味无味。

——《道德经》第六十三章

如前所述，《黄帝内经》也继承了《道德经》无为的观点。但什么是无为？关于无为，后世有很多误解，如将"无为"诠释为"无所作为"，甚至将老子说成统治阶级的阴谋家，这种观点实在不值一驳，在此就不讨论了。关于无为的定义很多，但有一点是肯定的，即无为绝不是无所作为，否则《道德经》就不会说"无为而无不为"了。什么是无为？《庄子》中有个故事准确地诠释了"无为"，这就是《庖丁解牛》中提到的故事：

庖丁为文惠君解牛，手之所触，肩之所倚，足之所履，膝之所踦，砉然向然，奏刀騞然，莫不中音，合于《桑林》之舞，乃中《经首》之会。文惠君曰："嘻，善哉！技盖至此乎？"

庖丁释刀对曰："臣之所好者，道也，进乎技矣。始臣之解牛之时，所见无非牛者。三年之后，未尝见全牛也。方今之时，臣以神遇而不以目视，官知止而神欲行。依乎天理，批大郤，导大窾，因其固然，技经肯綮之未尝，而况大軱乎！良庖岁更刀，割也；族庖月更刀，折也。今臣之刀十九年矣，所解数千牛矣，而刀刃若新发于硎。彼节者有间，而刀刃者无厚；以无厚入有间，恢恢乎其于游刃必有余地矣！

是以十九年而刀刃若新发于硎。虽然，每至于族，吾见其难为，怵然为戒，视为止，行为迟。动刀甚微，謋然已解，如土委地。提刀而立，为之四顾，为之踌躇满志，善刀而藏之。文惠君曰："善哉，吾闻庖丁之言，得养生焉。"

译释：庖丁为梁惠王宰牛。他手所接触的地方，肩膀所倚靠的地方，脚所踩的地方，膝盖所顶的地方，哗哗作响，进刀时发出豁豁的声音，没有不合音律的，这声音既合乎商汤时《桑林》舞乐的节拍，又合乎尧时《经首》乐曲的节奏。

厨师放下刀回答说："我所爱好的，是道，已经超乎单纯的技艺了。我开始学习宰牛的时候，眼里所看到的都是牛；3年以后，不再能见到整头牛了。现在，我凭精神和牛相通，而不用眼睛看，感官停止了则神欲行。依照牛的生理上的天然结构，切入牛筋骨相接的缝隙，顺着骨节间的空处进刀，依照牛体本来的构造、筋脉经络相连的地方和筋骨结合的地方，尚且不曾拿刀碰到过，更何况大骨呢！技术好的厨师每年更换一把刀，是用刀硬割断筋肉；一般的厨师每月更换一把刀，是用刀砍断骨头。如今，我的刀用了十九年，所宰的牛有几千头，但刀刃就像刚从磨刀石上磨出来的一样锋利。那牛的骨节有间隙，而刀刃很薄；用很薄的刀刃插入有空隙的骨节，绰绰有余，刀刃的运转必然是有余地的啊！因此，十九年来，刀刃还像刚从磨刀石上磨出来的一样。虽然是这样，每当碰到筋骨交错聚结的地方，我看到那里很难下刀，就小心翼翼地提高警惕，视力集中到一点，动作缓慢下来，动起刀来非常轻，豁啦一声，牛的骨和肉一下子解开了，就像泥土散落在地上一样。我提着刀站立起来，为此举目四望，为此志得意满，然后把刀擦抹干净，收藏起来。"梁惠王说："好啊！我听了厨师的这番话，懂得了养生的道理了。"

这个故事大概讲的就是无为了。那么无为是谁在无为？《道德经》中说："道常无为而无不为。"显然，无为是道之无为。但"道"本是无，谈不上为与不为，无为只能是道的显现，道的显现即道之德。我们知道，道之德是"一"，"一"混沌不分，没有分别，故曰"无为"；"一"化生天地万物，故曰"无不为"。"一"本无为，"一"是道的体现，是道之德，因此"无为"就是道之德，所以《道德经》才在开篇谈了"道"以后，紧接着第二篇、第三篇就谈无为，《道德经》下篇是德篇，开篇即说无为。无为有什么用？《道德经》中说：

道常无为而无不为。侯王若能守之，万物将自化。化而欲作，吾将镇之以无名之朴。无名之朴，夫将不欲。不欲以静，天下将自正。

——《道德经》第三十七章

道常无名，朴，虽小，天下莫能臣。侯王若能守之，万物将自宾。

——《道德经》第三十二章

道，常无为而无不为，侯王若能守之，万物将自然运化。"化而欲作"，即是有为，是顺从人的欲望、意志、目的而作。此时"吾将镇之以无名之朴"。朴，素木也，象征本源，在《道德经》中象征道和一，"无名之朴"就是道，道常无为而无不为。若有人"化而欲作"，想有为，我就用"无名之朴"对治之，使其"夫将不欲"。"不欲"即是不以人的欲望、意志、目的而欲作有为之事，如此才能使其不欲而静，此时"天下将自正"，此篇说的也是无为的道理。《周易·易传》也说："易，无思也，无为也，寂然不动，感而遂通天下之故。非天下之至神，其孰能与于此！"无为能感通天下，无为能通于至神。《礼记》曰"通于一而万事毕，无心得而鬼神服"，无为也。

无为，可以使万物自宾、万物自化，这就是无为的妙用。回到人体也一样，无为是人体的元气无为，人体元气也同《道德经》所描述的圣人一样，处无为之事，行不言之教。当人身体健康的时候，我们想不起来元气对人体的重要性，不会去关注元气，就像我们呼吸正常，空气正常的时候，我们感觉不到空气的重要，感觉不到它的存在，元气也一样。这就是处无为之事，行不言之教，生而弗有，为而弗恃，功成而弗居。这样才是真正的元气。

因此，站在"一"的层面，站在元气的高度，人体之气血将自化、藏府将自宾，人体将自正，如此则何病不除！医生若能守之，将为上医。

冲气以为和

国人说"阴阳",为什么不说"阳阴"呢?《道德经》说"万物负阴而抱阳",为什么不说万物负阳而抱阴呢?为什么总是先说阴后说阳?中国古人用词都是有原因的。我们看阴阳两个字,第一个字是先说出来的,位置在前,第一、先、前,在位置上即空间属阳,时间上也属阳的。第二个字是后说出来的,位置在后,第二、后的位置在空间属阴,时间上也属阴的。属阳的空间和时间要配阴,这是负阴;属阴的空间和时间要配阳,这是抱阳。阴阳总是相反相成,所以《庄子·田子方篇》说:"至阴肃肃,至阳赫赫。肃肃出乎天,赫赫发乎地,两者交通成和而物生焉。"肃肃之阴出于属阳之天,而赫赫之阳出于属阴之地,也是相反相和之意。

"万物负阴而抱阳,冲气以为和"也是此意。负,是用背去背负,抱,是用胸去怀抱。古人认为人体胸腹为阴,背为阳。背为阳而负阴,腹为阴而抱阳,乃是取阴阳相和之象。所以万物必须负阴而抱阳,而不能负阳而抱阴。但这种阴阳相和不是简单的和,而是"冲气以为和"的和。《说文解字》中解释曰:"冲,涌摇也。从水、中。"冲是众水相合于中之意,众水相合于中谓之和。《广韵》直接说"冲,和也",但这种和不是静态的、不动的和,而是"涌摇也",说阴阳之气在涌动、摇动,在相互冲撞、交流、变化中达到"和",是一种不断变动的和。"冲"古为"衝"。"衝,通道也",沟通之意。阴阳之气相互沟通才能"和"。

三生万物，是说阴阳相互沟通、阴阳相和才能生万物，三乃是"和"的状态。

如前所述，和，其深一层的含义，是对"一"的一种回归，因为完美的"和"就是使阴阳再一次回到阴阳融合，进而混沌不分的"一"的状态。"我守其一，而处其和。"虽然它不是真正的"一"，真正的"一"是先天，但是这是对先天之"一"的回归，这个"和之气"我们称之为后天元气。

和，也让我们进入无为之境，和，是对"一"的回归，"一"的境界即是无为，无为而无不为，这也是"和"要追求的境界。马王堆帛书《道原》中说："一者，其号也；虚，其舍也；无为，其素也；和，其用也。"正是此意。

和，也让我们进入《黄帝内经》"无问其病，以平为期"的境界。这句话出自《素问·三部九候论》，虽然说的是脉，但脉是气血的外现，"以平为期"的本质是气血阴阳的平和，阴阳的冲气以为和。以前我们总是先寻找疾病，然后才开始治疗疾病，这是以疾病为中心，其实《内经》还有一个境界就是"无问其病"，不再以疾病为中心，我们只需关注阴阳之气是否冲和、关注元气的状态。但使阴阳冲和，元气自然无为而治之，不治病而病自除。

冲脉之原

中国传统文化认为天人相应，因而人体的发生和天地万物的发生遵循一致的规律。《道德经》阐述了天地万物的发生过程，即"道生一，一生二，二生三，三生万物，万物负阴而抱阳，冲气以为和"，人体的发生也遵循了这个过程。

如前所述，先天元气为一，在人体，先天元气通过命门化生阴阳二气，即"一生二"。二即阴阳，既分阴阳则已经是后天。人体阴阳二气首先化生任督二脉，这是人体的天地定位。

任督二脉负阴而抱阳，冲气以为和，即三生万物，形成了奇经八脉中有任脉、督脉和冲脉，这是奇经八脉中最重要的三条经脉。督脉循行于背部，任脉循行于腹部。督脉属阳，督脉有二十八个穴位，对应二十八星宿，月亮日行一宿，对应二十八天，二十八天是月的周期（相对于背景恒星，一个恒星月是27.321 661天），月亮属阴，督脉属阳，以阳负阴。任脉属阴，在腹部，腹为阴，任脉有二十四个穴位，对应二十四节气，是太阳的周期，太阳属阳，任脉属阴，以阴抱阳。督脉、任脉"负阴而抱阳冲气以为和"，任督二脉冲气以为和就有了冲脉，也许古人命名冲脉就是源于《道德经》中的"冲气以为和"这句话。中医称督脉、任脉、冲脉为"一源三歧"，因为三者都源于肾。冲脉者，阴阳冲和之脉，阴阳冲和才开始了三生万物，所以中医有称冲脉为五藏六府之海、十二经之海，意在说人体的五藏六府、十二经络皆源于阴阳的冲气以为和，五藏六府、十二经络是人体的万物，正是三生万物之意。"道生一，一生二，二生三，三生万物。万物负阴而抱阳，冲气以为和"，说了宇宙万物化生过程，天人相应，人体作为一个小宇宙，也自然是这个化生过程。肾中命门连接先天元气（后文述），先天元气为一，一生二，元气生阴阳二气，阴阳二气初始所循经脉即为督脉、任脉。二生三，而生冲脉，一源三歧，三脉都是元气初始之化生。三生万物，所以冲脉被称为五藏六府之海、十二经之海（图4）。从中也可见《黄帝内经》的思想源头与《道德经》是一脉相承的。（参见《道生医：中医的顶层理论》一书"中医的人体发生学"篇）

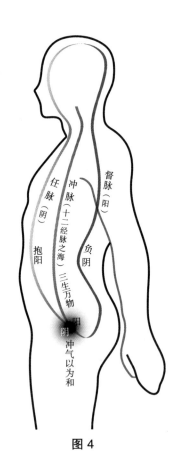

图4

天下神器

《道德经》云：

将欲取天下而为之，吾见其不得已。天下神器，不可为也。为者败之，执者失之。

——《道德经》第二十九章

译释：将欲取天下而有所作为，我看这是达不到目的的。天下乃神器，不能以私己有为之心为之，为者败之，以己意执之不放者终会失去它。

人体是极其复杂的，人类对人体的认识还远远不够，即使认识到了基因层次，也还差得太远，尤其是对于人体整体而言。人体正如这"天下神器"，天下正如人之整体，有为之法不可能做到真正的整体观，所谓为者、执者，是不能做到真正的顺其自然的疗法的，有为法可以得到暂时或局部的疗效，但想得到全面的长久的健康，有为法正如《道德经》所言常常会"为者败之，执者失之"。最好的疗法莫过于人体的元气无为而治。

那么作为医生应该如何做呢？《道德经》云：

知其雄，守其雌，为天下溪。为天下溪，常德不离，复归于婴儿。知其白，守其黑，为天下式。为天下式，常德不忒，复归于无极。知其荣，守其辱，为天下谷。为天下谷，常德乃足，复归于朴。朴散则为器，圣人用之，则为官长，故大制不割。

——《道德经》第二十八章

译释：深知什么是雄强，却安守雌柔的地位，就像天下的溪涧，虽处于下，但高山之水也会归集于它。为天下溪，但这还不够，因为这时还有雌雄之别。但是，若常能使"守雌之德"不相离，慢慢地就能达到万物初起如婴儿般的状态。深知什么是显露，却安于归藏，此为天下之所效法的规范，此为天下式。为天下式，但这还不够，因为这时还有黑白之分。但是，若常能使"守黑之德"不丢失，慢慢地就能复归于无极的状态。深知何为荣誉，却甘居其辱，就像天下的山谷，居低处，却为万物所归。为天下谷，但这还不够，因为这时还有荣辱之分，但是，若常能使"守辱之德"充足，慢慢地就能复归于朴的状态。朴散则为具体的器物，但是圣人用之，则可以作为万物之官长（这是因为圣人知道返璞归真），所以真正的制是不分割、无分别、完整不二的。

这段话讲的是万物之理，用到中医，知其雄，守其雌，医生面对疾病虽然知道如何应用药物积极治疗，或解表或攻下，或活血或补气，但这都是针对疾病的治疗，这种积极、有针对性的治疗，我们比喻为雄；当我们不直接针对疾病治疗，而是辅助元气，让元气默默无闻地无为而化，我们将之比喻为雌。前者是明白显现出来、我们能把握操纵的治疗方式，我们将之比喻为白；后者是隐藏的，元气自为，而医者不知道元气是如何驱逐疾病的，是隐的，我们将之比喻为黑。前者是由于医者积极治疗的结果，有行有迹，有方有法，有治疗的变化，是积极所为，是医生治疗的，所以有功，可以为荣；后者医者没有直接治疗疾病，是人体元气自己治疗的，医生只是扶住了元气，似乎医者是无功的，似乎可以为辱。但是，作为把握大道的医生，知其雄、知其白，知其荣，注意不是医者不知道这些治疗方法，而是知道、明白。但明明知道、明白却不用这种方法，而是宁可守其雌、守其黑、守其辱，为何？因为元气无为而治的治疗才是最整体、最完善的治疗，守其雌、守其黑才能站在元气的层面、站在一的层面，无为而治，才能真正站在人体的整体上解决问题，才能如《道德经》所言"为天下溪，常德不离""为天下谷，常德乃足""为天下式，常德不忒"，所谓复归于婴儿、复归于朴、复归于无极是也。

"朴散则为器，圣人用之，则为官长。故大制不割。"朴，素木也，象征本源，在《道德经》中象征道和一，也就是道和元气。元气散而成形以为器，器是有形有质之物，也就是世间万物，在人体中即是藏府经络营卫气血。上医具有圣人一样智慧，他应该是人体之器的官长，官长要掌握整体，而不是局部，他要做到大制分割。而要做到大制不割，医者就要站在朴的层面、站在元气的层面，而不是站在器的层面，因为朴是器的本源，元气是藏府经络的本源，元气是人体万物的官长。真正的治病是不可分割的，不是对朴散为器的藏府经络的具体管理，这些管理是局部的，而要为之长，要做到大制不割，就要站在元气的层面，因为元气是源、是一，是真正的整体，这就是《道德经》的智慧。

所以我们不能只专注于症状，不能只关注眼前的病，如果你不懂得无为而治、不懂得大制不割的话，一个病看好了，很可能新的病随之出现了。举个例子，比如说皮肤病，其实很多皮肤病是身体内环境紊乱的结果，常常是体内的垃圾、毒素不能及时排不出去，皮肤常常是一个毒素的排泄通道。这时候就像一个堆满了垃圾的水沟，正确的处理方法是把垃圾清理干净，虽然清理过程中可能会出现垃圾泛味，也许皮肤病会暂时加重，但这是治本的方法。有些医生不明白这个道理，尤其是专科医生，只看到皮肤病，有意无意地采用了垃圾填埋的方法，把垃圾盖住，皮肤病很快好了，因为垃圾被填埋掩盖了。但垃圾没有了排出的通路，就会造成藏府的损伤，所以有些患者常常会出现，皮肤病好了但心脏病犯了或者脾胃病犯了，这是常常可以看到的。这个时候专科医生往往认识不到是自己治疗的问题，而是说：反正皮肤病我给你看好了，你再出现其他疾病，就去其他科看吧，这不是我的问题了。这就是美之为美，斯恶已。这只是举一个简单的例子，其实人体是复杂的，疾病也是复杂的，其复杂程度远远超出我们现在的认知。即使一名医生有整体观的认知，但要想全面了解人体和疾病的方方面面谈何容易？况且还需要一定的时间，要有一个逐步认识的过程。因此有意无意地就会出现，为了治疗一个表面上的疾病，常常又会带来又一个疾病，这是疾病和人体的复杂程度和医学认知水平不足所带来的后果。所以要懂得大制不割的道理、要懂得无为的道理。

虚其心不尚贤

《道德经》中说：

不尚贤，使民不争；不贵难得之货，使民不为盗；不见可欲，使民心不乱。是以圣人之治，虚其心，实其腹，弱其志，强其骨。常使民无知无欲，使夫智者不敢为也。为无为，则无不治。

——《道德经》第三章

译释：使百姓不因为推崇贤才而去争名，不因为难得之货而去争利而去偷盗；使百姓不去追逐引起人贪欲的东西，使他们的心不迷乱。所以圣人的治理之道，是使人们的贪欲减少，去体会身体的自然之道。使人们没有虚伪的知识和贪欲，使自作聪明的人不敢违反自然之道，以无为之道治理天下，无往而不利。

将这个思想用到人体医学上，"不尚贤，使民不争；不贵难得之货，使民不为盗"，有时候不要以为补药就是好，不管是补气还是养血、补阳还是补阴，它也会带来新的问题，也会消耗元气，也会有副作用。"虚其心，实其腹，弱其志，强其骨。"一些学者将之解释为老子的愚民之策，实在是断章取义、盲人摸象式错误，读《道德经》如果不能在篇章之间相互印证，再从全篇的主旨去把握具体的语句就会出现这种错误。这种错误就会造成说老子是阴谋家、让统治者采取愚民之策、说老子的思想消极等谬论。除了历史原因，多是不了解古人语言表达的方式方法所致。古人行文随文就意，但却字字不离主旨。这句话的意思并不是说让老百姓没有思想，让他们吃饱喝足了服从统治就行了。虚其心，虚的是贪欲有为之心，弱其志，弱的是强行刻意之志；实其腹，强其骨，是说要顺应身体的自然之性。

心、志、智在《道德经》中指的都是有为的东西。打个比喻，我想吃一只虾，但是我现在不饿，可是虾一千块钱一只，我现在不饿，但一千块钱一只的虾不吃多可惜啊，我得把它吃了，这就是贪欲之有为，是实其心，虚其腹。我饿了才吃，因为身体的自然需要我才吃，而不是因为心的诱惑才去吃，这才是"虚其心，实其腹"，是顺其自然的无为。"虚其心""弱其志""常使民无知无欲"，就是把有为的东西去掉，不是要变成头脑简单四肢发达的庸人，而是成为道法自然无往而不利的圣人。

老子说"虚其心"，魏晋郭象注《庄子》干脆讲无心：

无心以顺有。

——《庄子·大宗师注》

无心而随物化。

——《庄子·应帝王注》

无心玄应，唯感是从。

——《庄子·逍遥游注》

常无其心而付之自然。

——《庄子·在宥注》

何谓无心？道家说："但有意识者，属识神，无心者，属元神。"何谓元神？"有为而为者，识神也，无为而为者，元神也。""能以元神做主，返入虚无境地，欲一则一，欲万则万。"道家所谓的心、知、智、学都是识神的范畴，虚其心、实其腹是退识神的功夫，老子是想把你带到能以元神做主，欲一则一，欲万则万的圣人境界，何阴谋之有。这倒应了《道德经》的一句话："上士闻道，勤而行之；中士闻道，若存若亡；下士闻道，大笑之。不笑，不足以为道。"

因此治病也是这样，"为无为，则无不治"，元气无为，万物将自化，疾病自除。

兵者不祥之器

《道德经》三十一章：

兵者不祥之器，非君子之器，不得已而用之，恬淡为上。胜而不美，而美之者，是乐杀人。夫乐杀人者，则不可得志于天下矣。

译释：兵器是不祥之器，不是君子所用之物，万不得已才会使用它，君子以恬淡为上。用兵打仗胜利了，不要以之为美，如果自以为是好事，那就是喜欢杀人。凡是喜欢杀人的人，就不可能得志于天下。

中医的治则治法大体可分为扶正和祛邪。扶正或补气，或养血，或温阳，或养阴；祛邪大多以攻伐之药为主，《黄帝内经》认为大凡攻伐，尤需谨慎。《素问·五常政大论》中说：

大毒治病，十去其六；常毒治病，十去其七；小毒治病，十去其八；无毒治病，十去其九；谷肉果菜，食养尽之。无使过之，伤其正也。

古代，毒有时候泛指药，如《素问·移精变气论》中说："毒药治其内，针石治其外。"《周礼·天官医·师》中说："医师掌医之政令，聚毒药以共医事。"这里的毒就是药物的泛称。老百姓说"是药三分毒",因为凡是药都有偏性。古书中的"毒"字还有厚重、浓烈之义,也就是偏性重的意思,如马王堆帛书《十问》有所谓"毒韭","毒"字指的是韭菜气味很浓。大毒治病,是指偏性最大的药物,当然偏性大到一定程度就成为今天我们认识到的有毒的药物,用这种大毒治病,治到六分就可以了;偏性中等的药物,用其治病治到七分就可以停药了;偏性小的药物,用其治病治到八分就可以不用了;而无毒治病治到九分就可以了;而以谷肉果菜之食疗,则可以尽之,食疗不但要贯穿治疗的全程,而且还要尽之,即以之善后。那用药物为什么不治到十分、不用到病彻底治好呢?因为药都有偏性,有偏性就不免伤正气,偏性越大伤正的程度就越大,所以《黄帝内经》说"伤其正也"。

用药如用兵,《黄帝内经》中说"无使过之",《道德经》中说"兵者,不祥之器,非君子之器,不得已而用之,恬淡为上"。兵者,攻伐之用,与治疗疾病的攻伐之治法相类,攻伐之法,不祥之器,不得已而用之。《道德经》中说:"师之所处,荆棘生焉。大军之后,必有凶年。"这就是"伤其正也"。

我们看看张仲景如何用攻伐之药,比如承气汤类,仲景根据病情出了三个承气汤,算上桃核承气汤是四个承气汤,以三个承气汤为例,大承气汤、小承气汤、调胃承气汤根据作用力量和强度的不同,依此相当于大毒、常毒、小毒。对于相当于大毒的大承气汤,张仲景在《伤寒论》中反复叮咛,用之一定要慎之又慎,即使是需要用攻下的患者,也要"过经乃可下之,下之若早,语言必乱",用大承气汤,千万不可用之过早,必是胃中有燥屎者方可下之。张仲景强调如果大便只是开始硬,后面又溏,不可用大承气汤。如果医生判断有困难,张仲景还有试药法:

若不大便六七日,恐有燥屎,欲知之法,少与小承气汤,汤入腹中,转矢气者,此有燥屎,乃可攻之;若不转矢气者,此但初头硬,后必溏,不可攻之,攻之,必胀满不能食也。欲饮水者,与水则哕。其后发热者,必大便复硬而少也,以小承气汤和之。不转矢气者,慎不可攻也。

——《伤寒论》

如果患者不大便已经六七天了,可能有燥屎,但又不肯定,怎么办呢?

阳明病,谵语发潮热,脉滑而疾者,小承气汤主之。因与承气汤一升,腹中转矢气者,更服一升;若不转矢气,勿更与之。明日不大便,脉反微涩者,里虚也,为难治,不可更与承气汤也。

——《伤寒论》

而且时时提示中病即止,即使是小承气汤,"若不转矢气,勿更与之""若一服谵语止者,更莫复服"。因为仲景明白《道德经》中"善者,果而已,不敢以取强"的道理。

《道德经》第三十章:

以道佐人主者,不以兵强天下,其事好还。师之所处,荆棘生焉;大军之后,必有凶年。善者果而已,不敢以取强。果而勿矜,果而勿伐,果而勿骄,果而不得已,果而勿强。

译释:用道辅佐君主的,不以兵强天下,因为兵是不祥之器,用兵一定会有还报的副作用。所以说,军队所到之处,一片荆棘荒芜,战争过后,必是凶年。善于用兵的人,"事济功成则止"(司马光语)。"善者果而已",意即达到效果,适可而止就可以了,达到效果就应该停止。意即因为用兵是不得已而为之,取得了效果,所谓事济功成,就不要矜夸，不祥之器，有什么好夸耀的，不要进而攻伐，不要傲慢，即使取得了效果，也是不得已而为之，不要以之为强。

这个道理在医学上对于危重患者的治疗尤其重要，湖南省一位中医师曾谈到这样一个病例："曾治一晚期肝癌，出现腹水、黄疸等症，初投五皮饮，茵陈五苓散等不应，家属颇为焦急，患者之子系余老友，效不应手，自觉惭愧，遂改拟峻下逐水饮之舟车丸法，三剂后，水泻日行七八次，患者腹部略有宽松感，颇有谢忱之意。但再诊时察其形神憔悴，面色黑无华，皮肤松弛，全无弹性，此水泻过度有脱水状。施拟健脾扶胃气法，惜乎为时已晚，正气已伤，神气半角去，不几日而去。参思治病之全过程，患者虽罹绝证，但求生之望寄托于医工，医工未能审慎，药过病所，以致回天乏术。教训殊为深刻，令人终生难忘。"

作为医生，尤其是上医，必是"以道佐人主者，不以兵强天下"。要以道佐人主，在医学里，患者是人主。治病用药，用攻伐之药如用兵，大毒治病，不得已而用之，虽胜而不美，最终要以"恬淡为上"，《黄帝内经》的思想与《道德经》的思想是一致的。

同时，这个病例也提示我们眼里不要只有疾病、只有病邪，比病邪和疾病更重要的是人体正气或者元气的多少、状态，正邪双方的强弱比例和关系，这是一名医生时时要考虑的。例如下面这个医案：

宋元名医罗知悌治疗一位病僧，这个僧人面黄肌瘦、倦怠无力。罗知悌诊其病因，知道这位僧人是四川人，出家时母亲健在，他在浙江一带游历七年，忽然有一天非常思念母亲，想回家看望母亲，但没有钱，于是早晚哭泣不止，于是得了病，这时这个僧人二十五岁。罗知悌让这个僧人在他的隔壁住下来，每日以牛肉、猪肚甘肥等，煮烂给他吃。这样有半个月，且常常安慰他。又对这个僧人说："我给你十锭银子作为路费，我不望回报，只是想救你一命。"逐渐地罗知悌观察这个僧人的体力有所好转，于是予桃仁承气汤，一日三帖，攻下之，直到患者排出血块、瘀积方才止住，第二天只是用熟菜稀粥给他吃。又过了半个月，这个僧人好了，恢复如初。又过了半个多月，给他十锭银子让他回家了。于是朱丹溪因此大悟攻击之法，一定要患者形体充实，禀赋壮实才可以。否则邪气去而正气伤，小病必重，重病必死。

罗知悌是宋末元初医学家，字子敬，号太无，钱塘（今浙江杭州）人，是金元四大名医朱丹溪的授业老师，朱丹溪跟随罗知悌学习，悟到了上述道理，所以朱丹溪在其著作《格致余论》中说道：

> 凡言治国者，多借医为喻。仁哉斯言也！真气，民也。病邪，贼盗也。或有盗贼，势须剪除而后已。良相良将，必先审度兵食之虚实，与时势之可否，然后动。动涉轻妄，则吾民先困于盗，次困于兵，民困而国弱矣。行险侥幸，小人所为。万象森罗，果报昭显。

译释：凡是治理国家的人，常常用医学之道比喻治国之理。仁哉斯言也！人体的真气就像国家的人民，病邪就像盗贼。如果有盗贼，一定会铲除他们。而良相良将，一定会审视士兵和国家粮食充足与否，以及时势如何，然后才会行动。如果轻举妄动，则国家的人民就会先被盗贼所困，然后被军队所困，人民困乏则国家弱，如果怀有侥幸之心冒险行动，这是小人所为。万象森罗，一定会有果报的。

这就像《道德经》所说的"其事好还"。《道德经》提示我们治病不要过用攻伐，如果更深一步，难道所有疾病一定都是不好的吗？《道德经》第二十七章说：

是以圣人常善救人，故无弃人；常善救物，故无弃物。是谓袭明。故善人者不善人之师；不善人者善人之资。不贵其师，不爱其资，虽智大迷。是谓要妙。

译释：圣人常常善于救人，所以对于圣人而言没有废弃无用的人；圣人常常善于救物，所以对于圣人而言没有废弃无用的物；这就叫作袭明。所以善人是不善人的老师，不善人是善人的资粮。不以师为贵，不爱护资粮，虽有点智巧也是糊涂迷乱的。这是微妙的要诀。

用药如用兵，打败敌人，有三种方法，一是杀死敌人，一是赶走敌人，再有一个就是收编敌人变成我军的军队，显然最后一种是最好的。对于疾病也是如此，我们知道疾病一部分是外邪所致，另一部分是内邪，内邪常常是人体内的气血津液出现在了不应该出现的地方，这样就会造成体内一部分地方气血津液有余而成为内邪，例如中医说"气有余便是火"，但人体另外的地方可能还存在气血津液不足，因此上医就像治理国家一样，将有余之气血安置到它应该存在的位置，这就是不战而胜的道理，无为而无不为的元气也是如此，元气"常善救人，故无弃人；常善救物，故无弃物"。不善人者的所谓邪气反而成为可以利用的人体之资。

无代化，无违时

"无代化，无违时"出自《素问·五常政大论》。《素问·五常政大论》中曰：

岐伯曰：昭乎哉！圣人之问也，化不可代，时不可违。夫经络以通，血气以从，复其不足，与众齐同，养之、和之，静以待时，谨守其气，无使倾移，其形乃彰，生气以长，命曰圣王。故大要曰：无代化，无违时，必养必和，待其来复，此之谓也。

译释：岐伯回答说：伟大啊，这是圣人之问，自然的造化不可替代，天时也不可违背。要让经络通达，血气和顺，恢复不足，气血阴阳齐同如一，要养之、和之，静以待时，谨守气机，不使阴阳偏移，才能使外则形体健康，内则生机勃勃，这才称得上是圣王。所以《大要》说的"无代化，无违时，必养必和，待其来复"就是这个意思。

王冰注曰：

化，谓造化，代大匠斫，犹伤其手，况造化之气，人能以力代之乎？夫生长收藏，各应四时之化，虽巧智者亦无能先时而致之，明非人力所及。由是观之，则物之生长收藏化，待其时也。物之成败理乱，必待其时也。物既有之，人亦宜然。或言力必可至致，而能代造化、违四时，妄也。

"代大匠斫，犹伤其手"出自《道德经》第七十四章："夫代大匠斫者，希有不伤其手矣。"意思是说代替技艺精湛的木匠去伐木，很少有不伤手的。

唐代王冰注释说：化，就是造化。老子说"代大匠斫，犹伤其手"，何况试图以人力代替自然造化，更是妄为。自然之生长收藏，各自应四时的变化，虽有巧智也不能先于四时而作为，显然这不是人力可以做到的。因此，事物的生长收藏，要待其时。事物是成是败、是有条理还是紊乱，也都要待其时。事物如此，人也是如此。有人说人定胜天，可以代替造化之功、违背自然规律，这是虚妄之言。

《黄帝内经》这段话从语气、行文方式到内容、含义几乎就是《道德经》的翻版，"无代化，无违时"，让人体之元气自然运化、无为而治、天人合一，然后"必养、必和，静以待时"，一个"养"字、一个"和"字，一个"待"字，说尽了元气运化之意。"谨守其气，无使倾移"，使阴阳之气相和，使阴阳之气运动不偏移，使圆运动始终是正圆，无问其病，以平为期。这段《素问·五常政大论》中说的是上医的至高境界。

上医和上士

《道德经》说：

不自见，故明；不自是，故彰；不自伐，故有功；不自矜，故长。

真正的上医就像"古之善为士者，微妙玄通，深不可识。夫唯不可识，故强为之容：豫兮若冬涉川；犹兮若畏四邻；俨兮其若客；涣兮其若冰释；敦兮其若朴；旷兮其若谷；混兮其若浊"。上医对待疾病绝不能自以为是，自以为是正确完美的，治好了几个患者就昂首阔步、自以为是。真正的好医生就应该像扁鹊一样，扁鹊为虢太子治病，起死回生，声名鹊起。"故天下尽以扁鹊为能生死人，扁鹊曰：越人非能生死人也，此自当生者，越人能使之起耳。"这就是真正的大医"不自矜，故长"。

上医治病"微妙玄通，深不可识"，若勉强形容之，真正的上医治病从来不敢轻举妄动，豫兮若冬涉川；犹兮若畏四邻；俨兮其若客。他们常常小心谨慎就像冬天过冰川，好像怕惊扰了四邻，常怀尊重敬畏之心就像客人；其行为自然无滞，如冰之涣然而释，其品行如天然的木头般敦厚朴实，其心灵如山谷般宽广空旷，其精神好像浑浊之水混沌而没有分别。上医以元气无为而治病，取自然之道，不自是，不自为，则疾病反而可以涣然若冰释。

但对于《道德经》中的道理不是人人可以知晓明白的，不是人人可以理解的，所以《道德经》中说"太上，不知有之；其次，亲而誉之；其次，畏之；其次，侮之。信不足焉，有不信焉。"太上，象征最高境界的人，不知还有另外一个道存在，因为他本身就在道中；其次，境界稍低的人，对于道亲近赞誉；再次的境界对于道敬畏之；最后，下士，不懂道之理，就会侮辱道之理、道之德。所以"上士闻道，勤而行之；中士闻道，若存若亡；下士闻道，大笑之。不笑，不足以为道。"正是此意。

《周易》与中医

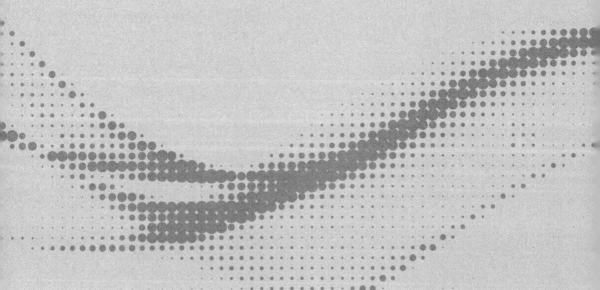

不知易不足以言太医

先秦时期，孔子将《周易》列为六经之一；汉代，作为儒学的经典，《周易》被奉为六经之首；魏晋时期，《周易》被定为十三经之首，从而成为中国经学的经典之首；宋元时期，《周易》被奉为理学之经典；明清时期，《四库全书》将其列入诸经之首，可以说《周易》一直站在中国传统文化的源头。清朝乾隆钦定编纂的《四库全书总目提要》中盛赞其为：

《易》道广大，无所不包，旁及天文、地理、乐律、兵法、韵学、算术；以逮方外之炉火，皆可援《易》以为说。

中医也在其中。在中医学历史上，自古就有"医易相通"之说，但"医易相通"通在哪里？明代张介宾说：

宾尝闻之孙真人曰："不知易不足以言太医。"每窃疑焉，以为《易》之为书，在开物成务，知来藏往，而医之为道，则调元赞化，起死回生。其义似殊，其用似异。且以医有《内经》，何藉于《易》舍近求远，奚必其然？而今也年逾不惑，茅塞稍开，学到知羞，方克渐悟。乃知天地之道，以阴阳二气而造化万物；人生之理，以阴阳二气而长养百骸。易者，易也，具阴阳动静之妙；医者，意也，合阴阳消长之机。虽阴阳已备于《内经》，而变化莫大于《周易》。故曰天人一理者，一此阴阳也；医易通源者，同此变化也。岂非医易相通，理无二致，可以医而不知易乎？

——明·张介宾《类经附翼·医易义》

《灵枢·九宫八风篇》记述（图5）：

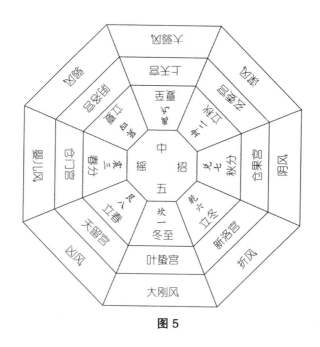

图 5

太一常以冬至之日，居叶蛰之宫四十六日，明日居天留四十六日，明日居仓门四十六日，明日居阴洛四十五日，明日居天宫四十六日，明日居玄委四十六日，明日居仓果四十六日，明日居新洛四十五日，明日复居叶蛰之宫，曰冬至矣。太一日游，以冬至之日，居叶蛰之宫，数所在，日从一处，至九日，复返于一，常如是无已，终而复始。

译释："太一"以冬至之日，居叶蛰 - 坎宫，然后依次是立春居天留 - 艮宫，春分居仓门 - 震宫，立夏居阴洛 - 巽宫，夏至居上天 - 离宫、立秋居玄委 - 坤宫、秋分居仓果 - 兑宫、立冬居新洛 - 乾宫，每居一宫均为四十六日。

九宫八风中九数的排列就是后世朱熹所定的"洛书"。其实在《易·说卦传》中,已有八卦配八方的记载(图6):

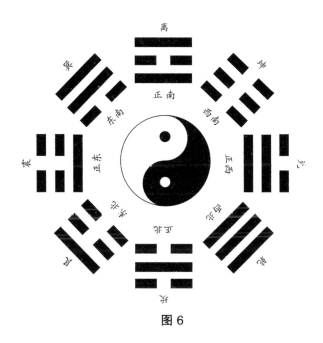

图6

帝出乎震,齐乎巽,相见乎离,致役乎坤,说言乎兑,战乎乾,劳乎坎,成言乎艮。

即震－东、巽－东南、离－南、坤－西南、兑－西、乾－西北、坎－北、艮－东北,这就是邵雍所说的"后天文王八卦"。五运六气学说中采用的生成数和九宫数也多来源于此,所以明代名医孙一奎说:

深于《易》者,必善于医,精于医者,必由通于《易》。

本章则从易道谈起。

《周易》——象意思维

《周易》被称为六经之首,其中一个重要的原因就是《周易》建立了象意思维,而象意思维是中国古人思维的代表。何为象意思维?

子曰:书不尽言,言不尽意;然则圣人之意,其不可见乎?子曰:圣人立象以尽意。

——《周易》

书不能把要说的语言都说尽,语言也不能将所要表达的意思都表达完整和清楚,难道圣人的心意就不能很好地表达了吗?古人曰:"立象以尽意。"中国古人认为,语言作为一种表达意的工具,虽然重要,却不完美。于是中国古人就采取了另外一种表达方式,即不直接用语言来表达意,而是在语言和意之间插入了一个象。用语言来表达象,再用象来表达意,这就是立象以尽意。古人发现"象"可以更好、更准确、更生动地表达意。比如你想告诉一个孩子什么是尴尬,靠语言的定义是很难让一个不知道何为尴尬的孩子理解,但如果你给他讲一个尴尬的故事,让孩子真正感受到尴尬,那么这个故事就是象,这就是立象以尽意的方法,古人认为这远远比用语言直接讲述要好。《周易》确立了这种以象立意的思维方式和表达方式。

《周易》采用了两种立象方式,卦画和卦爻辞。《周易》不但通过卦画来传达"意",还通过卦辞和爻辞,以语言形式来表达意,后世称之为卦象。

以《周易》乾卦初爻为例,其爻辞曰:"初九,潜龙,勿用。""勿用"是断辞,即"不要用",为什么不要用,爻辞并没有直接说,而是通过卦画和语言立了一个象。首先看卦画,整个乾卦都是阳爻,是纯阳之卦。乾卦的初爻在整个卦的最下,也是第一、初始,最下面的阳爻,这就是此爻的图画之象。再看卦爻辞:"初九,潜龙。"初,即初爻,初爻从空间上看表达了在最下,从时间上看表达了刚刚开始。再看"九",《周易》称阳爻为"九",九是数之极,物极必变,故"九"的含义有变动之意。阳爻相对于阴爻,表达了生发、向上、有力的状态。何谓"潜龙"?龙在传说中是神圣的、充满生命力,它"能大能小,能升能隐",隐含了变化、变动之意。"潜"是潜伏在下的,但"潜"也意味着最终要显露之意。潜龙,象征了潜伏在下、但终究要显露出来的一股神圣而强大、充满生机的力量,但这力量现在还处于潜伏状态,这就是"潜龙"这个象所要表达的意。如果用解释性的语言表达这个意,容易流于僵硬死板。如果把这个意用潜龙——潜伏在下、但跃跃欲试准备腾飞、"升则飞腾于宇宙之间,隐则潜伏于波涛之内"的龙——来代表的话,人们会感到这个意是生动活泼的,会感受到它所传达的意境,甚至情感,这是单纯用语言难以直接表达的。有些"意"唯有借助"象",才能被读者真切而深刻地感受和理解,这就是立象的目的。

象意思维是中国古人独特的表意方式,尤其是表达复杂深奥之意。如《易传·系辞》中云:

是故夫象,圣人有以见天下之赜,而拟诸形容。象其物宜,是故谓之象。

"象"是拟诸形容，象其物宜。"宜者，事也"（《尔雅·释诂》）。象是对事物的比拟、象征、形容，其目的是更好地传递和表达"意"，也就是要"见天下之赜"。赜，"谓幽深难见"，即深奥复杂之意。中国人的象形文字就是象意思维的起源，而《周易》用它来表达更深奥复杂之意。

在象意思维中，"象"虽重要，但它只是工具。王弼在《周易略例·明象》中说：

言者所以明象，得象而忘言；象者所以存意，得意而忘象。

用语言来描述象，以象传达意，意才是目的。得到意，象就不重要了，得意可以忘掉象。一些研究象思维的学者将象当作终极目的，则失去了古人构建象思维的本义，舍本求末了。意才是象存在的意义。以象传意，所以我们不称之为象思维而称之为"象意思维"。《周易·说卦》说：

巽为木，为风，为长女，为绳直，为工，为白，为长，为高，为进退，为不果，为臭。

木、风、长女、绳直等，虽然象不同，但其意一也，即巽也。

《黄帝内经》继承了《周易》的象意思维，如《素问·金匮真言论》：

东方青色，入通于肝，开窍于目，藏精于肝，其病发惊骇，其味酸，其类草木，其畜鸡，其谷麦，其应四时，上为岁星，是以春气在头也，其音角，其数八，是以知病之在筋也，其臭臊。

青色、草木、鸡、麦、肝、目、惊骇等,象虽不同,但其意一也,即生发之气也。象意思维深入中国人的思维深处,是中国人的根本思维之一。例如老百姓说"喝绿豆汤去火",并非人体内真有一团火,这个火只是个比喻,以火为象而已。这都是象意思维,我们熟悉的阴阳、五行也是象意思维的产物。五行理论和阴阳理论一样是中医的基石,然而对五行本质的不正确认识,导致了一直以来有人质疑它的价值。对五行最常见的错误,就是将五行当成五种物质,若真这么认识那就可笑了。因为中国古人认为,万事万物都有五行,五行若是五种物质,那么一滴水、一片树叶、一粒沙子,哪有金木水火土呢?若五行是五种物质,那土克水,为什么水不能克土?水克火,火难道不能克水吗?因此说五行是五种物质,漏洞百出。其实当我们理解了象意思维,这个问题就迎刃而解。

《易传》云:"见者谓之象。"有形可见者皆可为象,金木水火土五种有形可见的物质,它们只是象,象是为了传达意,那么五行要传达的意是什么呢?《素问·天元纪大论篇》云:

木火土金水,地之阴阳也,生长化收藏下应之。

生长化收藏才是五行——五种象——背后的圣人之意。木火土金水作为象,是比喻和象征。木,象征气的初生;火,象征气成长盛大;土,象征气的转化,是气盛极而衰的变化;金,象征着气的收敛;水,象征气的归藏。所以五行是以金木水火土五种物质为象,意图是用它们比喻或象征气的生长化收藏的五种状态。万事万物都有五行,因为万事万物都有生有灭,都有一个从生到灭的过程,如果把这一过程分成五个阶段就是一个生长壮老已或生长化收藏的过程。这五种状态周而复始就形成了圆运动(图7)。

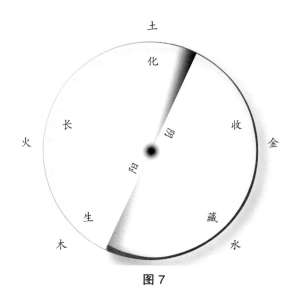

图 7

周敦颐在《太极图说》中云：

阳变阴合，而生水火木金土。五气顺布，四时行焉。五行一阴阳也。

五行一阴阳也，五行是阴阳的再分也是阴阳的变化，有了阴阳——二，就有了一个在阴阳之间的"三"，也就是一个非阴非阳、即阴即阳的阴阳之"中"。阴阳再分阴阳，则变为四象，即少阳、少阴、太阳、太阴，原本的阴阳之"中"，就变为了四象之"中"，这样就形成了五行，即少阳——木、太阳——火、少阴——金，太阴——水，再加上这个"中"——土。因此五行源于阴阳，之所以用五行，是因为五行进一步表达了阴阳的变化。五行相生，源于阴阳相交形成的圜道循环。五行相克则源于阴阳相克，但五行相克不但是阴阳之间的相克，更将阴阳与阴阳之"中"一起参与了相克，即木克中－土、中－土克水，这是一个伟大的创见，使阴阳之间的变化有了更深入的模式，是五行理论重要的价值之一，也由此形成先天五行和后天五行（参见《道生医：中医的顶层理论》一书中"五味生成与先后天五行"篇）。

五藏究竟藏了什么？

五藏究竟藏（cáng）了什么？《素问·五藏别论》云：

> 所谓五藏者，藏精气而不泻也，故满而不能实。六府者，传化物而不藏，故实而不能满也。

《素问·宣明五气篇》云：

> 心藏神，肺藏魄，肝藏魂，脾藏意，肾藏志，是谓五藏所藏。

显然五藏藏的是精气神。《管子·内业》中云："精，气之精也。"《素问》中云："阳气者，精则养神。"精，是气之精华，气之精则养神。所以精气神，以气为核心，那五藏所藏之气是什么？五藏既属金木水火土五行，那么五藏所藏之气必然就是生长化收藏之气，精与神亦如此。精是生长化收藏五气之精华，神是生长化收藏五气之精所养之神，这就是五藏之所藏。这也是藏象之"象"所藏的意，以肝藏为例，《素问·六节藏象论》中云："肝者，罢极之本，魂之居也；其华在爪，其充在筋，以生血气，其味酸，其色苍，此为阴中之少阳，通于春气。"爪、筋、酸、苍，以至解剖的肝脏皆是肝藏之象也。《易传》中云："见者谓之象。"解剖的五脏只是象，并非真正的五藏，中医真正的五藏是生长化收藏、五气运行变化之五藏也。（参见《道生医：中医的顶层理论》一书中"藏象之意"篇、"精气神"篇）

八卦与脾

八卦也是阴阳之气的变化,《易传·说卦传》曰:

帝出乎震,齐乎巽,相见乎离,致役乎坤,说言乎兑,战乎乾,劳乎坎,成言乎艮。万物出乎震,震东方也。齐乎巽,巽东南也;齐也者,言万物之絜齐也。离也者,明也,万物皆相见,南方之卦也,圣人南面而听天下,向明而治,盖取诸此也。坤也者,地也,万物皆致养焉,故曰:致役乎坤。兑,正秋也,万物之所说也,故曰:说言乎兑。战乎乾,乾西北之卦也,言阴阳相薄也。坎者水也,正北方之卦也,劳卦也,万物之所归也,故曰:劳乎坎。艮,东北之卦也。万物之所成终而成始也,故曰:成言乎艮。

译释:帝出乎震,震卦位东方,帝有尊位之意,象征阳气。震为一阳出于二阴之下,象征阳气萌动,欣欣向荣,为万物生机的肇始。

齐于巽,巽卦位东南方,齐为整齐之义。巽卦二阳一阴,为阳渐长之意,巽为风,风能助长万物,象征万物齐头并进之势,气化而言为阳渐长。

相见乎离,离卦位南方,离为火,为明,明则易相见,万物繁荣而光明,气化而言为阳之盛。

致役乎坤,坤卦位西南方,坤象地,役,使也,万物赖以生长,所以说"万物皆致养焉"。

说言乎兑,兑卦位西方,兑为泽,为悦,泽水滋养,万物和悦,气化而言为阴方始。

战乎乾,乾卦位西北,西北为戌亥之地,是阴阳交接之地,阳气正由盛而衰,阴则由剥落而复苏,阴阳气化而言为阴渐长。

劳乎坎,坎卦位北方,坎为水,为劳,疲劳则息,水主收藏,故云"万物之所归也",气化而言为阳气收藏。

成言乎艮,艮卦位东北方,艮为山,为止,就干支而言,艮居丑寅之间,指一岁之终了,同时也是新的一年的开始,所以对应节气为立春,象征由始而终,周而复始之义。

由此可见,后天八卦说的就是阳气之出、齐、见、役、悦、战、劳、成,然后周而复始这一过程,这个过程也是一个圆运动,也是阳气升降出入、生长化收藏的过程,只不过五行是将阳气圆运动分为生长化收藏五个阶段,而八卦分为了八个阶段,其理一也,说的都是阴阳之气的运行变化(图8)。但问题是为什么偏偏是五和八呢?其实八是五所变,八就是五,这话听起来有点无厘头,但实际如此。这要从五行土的三个位置说起。

《黄帝内经》中描述的土有三个位置。一是脾主长夏,《素问·脏气法时论》中曰:"肝主春,心主夏,脾主长夏,肺主秋,肾主冬。"

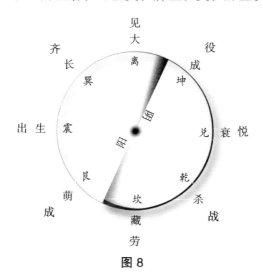

图 8

若春夏是阳，秋冬是阴，则脾就在阴阳之中（中央），这源于后天五行。二是脾在四脏之中（中间中央），《素问·玉机真藏论》中曰："脾脉者，土也。孤藏，以灌四傍者也。"清·吴达在《医学求是》中说："土位于中，而火上、水下、左木、右金。"强调脾在上下左右之中央，这源于先天五行。三是脾土寄旺于四季之末。《素问·太阴阳明论》中曰："四时长四藏，各十八日寄治，不得独主于时也。"是说脾土寄旺于四季之末的各十八日。

说脾的这三个位置，并不是像有的学者认为的那样，是因为有三种不同的学说，其实这三个说法是一回事，只不过是从不同的角度说而已。土在中央，以灌四傍，形成东南西北中的格局，这是强调土执中央以运四旁的作用。如果将之简化，东南属阳，西北属阴，土则在阴阳之中，这是强调土在"生长化收藏"中居中"化"的作用。如果将土运四旁的作用以具体的位置来表达，就成了脾土寄旺于四季之末的格局，四季之末是一个季节向另一个季节转化的时间，如果春夏秋冬四季对应的位置是东南西北，那么四季之末就相当于东南、东北、西南、西北四个角，前者是四正，后者称四隅，四正对应的节气是春分、秋分、夏至、冬至，四隅对应的是立春、立夏、立秋、立冬。这四隅和四正加在一起排列不就是八卦吗！原来八卦是五行的另外一种表达方式而已，在这里竟然是五等于八了（图9）。

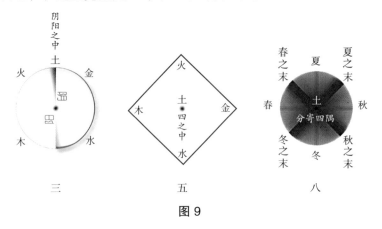

图 9

元气篇

一　学

大家都知道中国古人重视阴阳五行，其实中国古人，尤其是先秦古人最重视的是一。《道德经》云：

昔之得一者，天得一以清，地得一以宁，神得一以灵，谷得一以盈，万物得一以生，侯王得一以为天下贞。

战国楚竹书《凡物流行》中说：

是故有一，天下无不有；无一，天下亦无一有。（八章）
能察一，则百物不失；如不能察一，则百物俱失。（九章）
一焉而终不穷，一焉而有众，一焉而万民之利，一焉而为天下稽（注：法式、准则）。（十章）

楚简《太一生水》：

太一生水，水反辅太一，是以成天。天反辅太一，是以成地……

《庄子》云：

神何由降,明何由出,圣由所生,王有所成,皆原于一。

汉·严尊《老子指归》云:

故得一者,万物之所导而变化之至要也,万方之准绳而百变之权量也。故能知一,千变不穷,万轮不失。不能知一,时凶时吉,持国者亡,守身者没。

这里把"一"说的几乎无以复加,为什么?因为"一"是道的体现,故《庄子·齐物论》中云:"道通于一。"《说文解字》中云:"道立于一。"《素问》中云:"道在于一。"对"一"的重视源于道,因为道是本体,而"一"是道的体现,道的体现即道之德。一,之所以受到重视,是因为"一"是道之德,"一"是道的体现。

一,还有很多名称,如太一、泰一、大一,更耳熟能详的则是混沌、太极、元气,它们都是"一":

太极,元气,函三为一。

——刘歆《三统历》

元气未分,混沌为一。

——《论衡》

易有太极,是生两仪,两仪生四象,四象生八卦。孔颖达疏:太极,谓天地未分之前,元气混而为一,即是太初、太一也。

——《易传》

夫礼必本于大一，分而为天地，转而为阴阳，变而为四时，列而为鬼神。孔颖达疏：必本于大一者，谓天地未分混沌之元气也。

——《礼记·礼运》

太极者，一气也。天地未分之前，元气混而为一，一气所判，是曰两仪。

——宋·刘牧《易数钩隐图》

中国古人注重太极、元气，其实源于中国古人对一的重视。

《道德经》云"三生万物"，其实是一生万物，"一"如何生万物呢？首先一生二——阴阳，阴阳冲气以为和，产生三，然后三生万物，正如《悟真篇》所云：

道自虚无生一气（道生一），便从一气产阴阳（一生二）。阴阳再合成三体（二生三），三体重生万物昌（三生万物）。

道家重视无为，儒家重视中和，《中庸》云：

中也者，天下之大本也；和也者，天下之达道也。致中和，天地位焉，万物育焉。

为何道家重视无为？为何"中和"会成为"天下之大本"而"天地位焉，万物育焉"？因为无为是道之德，道之德即一，这是先天的"一"。"中和"是先天的一在后天的展现。汉·严尊《老子指归》云：

一，其名也；德，其号也；无有，其舍也；无为，其事也；无形，其度也；反，其大数也；和，其归也；弱，其用也。

马王堆帛书《道原》云：

一者，其号也；虚，其舍也；无为，其素也；和，其用也。

一是和之所归，和是一之所用。中国古人重视阴阳，并非源于对阴阳对立的认识和重视，而是源于一，因为无论阴阳还是五行，都是一所生，阴与阳本是一体，金木水火土本是一体，故《太极图说》云：

无极而太极，太极动而生阳，动极而静，静而生阴，静极复动。一动一静，互为其根。分阴分阳，两仪立焉。阳变阴合，而生水火木金土。五气顺布，四时行焉。五行一阴阳也，阴阳一太极也，太极本无极也。

"无极而太极"，道生一也；"太极动而生阳，动极而静"，一生二也；"阳变阴合"，二生三也；"而生水火木金土"，三生五行进而万物也。"五行一阴阳也，阴阳一太极也，太极本无极也"，五行回归阴阳，阴阳回归一（太极）、一回归道（无极）。

三是阴阳之中和，为何三可以生万物，为何"致中和"能使"万物育焉"？因为三"根系于一"，汉·严尊《老子指归》云：

二，以之无，故能生三……一清一浊，与和俱行……根系于一，受命于神者，谓之三。

二是天地，一在二——天地之先，故曰先天，而"中和"在二——天地之后，故曰后天。三——"中和"是后天的一，故云"根系于一"。道家要回归先天的一与道，故成就了后天返先天的修炼之道。儒家要把握"一"于现实,但"一"在先天,非现实,故转而把握后天中和之道,因为中和是后天的一。中和之道如何把握?通过阴阳,这才是中国古人阴阳之道的根本,所以中国人的阴阳之道,不只是阴阳的二元对立,而更在于阴阳互生,阴阳互根,阴阳相和,阴阳归一。太极图将阴阳鱼画到一个圆里,正是表达了阴阳本是一体,太极图的圆心是阴阳的归宿。

一是混沌,混沌即不二,即阴阳不分。若阴阳是二元对立,那么"一"就是没有二元对立并超越二元对立的状态。我们生活在二元对立的经验世界里,无论空间、时间还是事物、事件,无处不是二元对立,所以我们的思维、语言都是在二元对立的基础上建立起来的,可以说离开了二元对立,我们就无法思维,无法应用语言。这就是为什么"道,可道,非常道;名,可名,非常名"的原理。《道德经》为了表达道或一超越二元对立的思想,应用了特别的语法结构——肯定和否定同时应用,如"道,可……,非……;名,可……,非……",肯定与否定同时出现。再如《道德经》的"大巧若拙(巧与拙)""大直若屈(直与屈)""大象无形(有形与无形)"等,大概只有这样特别的语言结构才能勉强表达对二元对立的超越吧,若道可道,大概也只能这样道了。也许"道,可……,非……;名,可……,非……"这种特别的语言结构本身就暗示了"道"要如何道之的方法。

佛家的空性智慧同样是对二元对立的超越,这一点和《道德经》一致,而且佛家也同样用了类似《道德经》的这种表达方式,如《金刚经》:

须菩提,彼非众生,非不众生,何以故?须菩提,众生众生者。如来说非众生。是名众生。

所言一切法者,即非一切法,是故名一切法。

如来所说三千大千世界，即非世界，是名世界，何以故？若世界实有者，即是一合相，如来说，一合相，即非一合相。是名一合相。须菩提，一合相者，即是不可说，但凡夫之人贪著其事。

"一合相者，即是不可说"，一合者，无分别，超越二元对立，如何可说？"但凡夫之人贪著其事"，因为执着，所以必然分别，因为分别所以必然执着。去掉执着，才能无分别。无分别才能进入一的状态，才能如前所述"是故有一，天下无不有"，才能"故能知一，千变不穷，万轮不失"。道家谓之"道与一"，佛家谓之"真空（道）妙有（一）"，在这点上佛家与道家思想神奇地一致。无论是《道德经》还是《金刚经》，这种肯定、否定同时呈现的句式，既是一种表达方式，也暗含了一种思维训练，让思维者趋向于超越二元对立，感受那超然的一。如此道似乎可道了，只不过要用一种特别的方式——非常道的方法。这就是"一学"，一之学。

"一"，笔者又称之为太极中和，太极是先天的一，中和是后天的一，二者相合，故曰太极中和。"一"——太极中和，以及"天地之心"，成为中华文化的根。"道立于一"，道家追求后天返先天，即返归道与一，形成了中国传统文化的先天学思想。儒家追求中和、中庸，即是后天的"一"，形成了中国传统文化的后天学思想。元气神机法是一学在医学中的应用，归一饮归于一，观复汤复于一。一，无为也，归一饮、观复汤令阴阳归一，元气无为，正是元气神机法的核心。一，先天元气也，中和，后天元气也，元气神机法，这是中医的先天学。"有胃气则生，无胃气则死"，胃气者，中和之气也，中和者，后天之"一"也，这是追求后天之"一"的中医后天学。（详见《道生医：中医顶层理论》之"太极中和""胃气中和""生生之道——先天学与后天学"篇。）

元气为一

元，甲骨文 𐂃 是在人 𐂁 的头顶上加一横 一，代表混沌初开，万物之始。有的甲骨文 𐂃 将一横 一 符号改成两横 二，是指事符号，强调上之意。

元，在古代是起始、源头、本源之意。

象曰：大哉乾元，万物资始。

——《易·乾》

天始于元。

——《鹖冠子》

故元为万物之本，而人之元在焉。

——《春秋繁露·重政》

元，始也。

——《说文》

元，君也。

——《广雅》

元，首起哉。

——《书·益稷》

元者，为万物之本。

——《春秋繁露·重政》

徐锴曰：元者，善之长也，故从一。

——《说文解字系传》

清代段玉裁《说文解字注》：

元，始也。见尔雅释诂。九家易曰：元者，气之始也。从一。兀声。

《康熙字典》解释"元"：

《精蕴》天地之大德，所以生生者也。
又本也，《后汉·班固传》中云"元元本本"；又气也，《公羊传注》中云"变一为元。元者，气也"。

东汉何休在《公羊解诂》中说：

变一为元。元者，气也。无形以起，有形以分，造起天地，天地之始也。

直接点明元就是一，元就是气，当然这里的气不是指阴阳之气，而是变一为元的元气，是天地未分前的混沌之气，是先天元气。
"元气"一词始见于先秦哲学著作《鹖冠子·泰录》："天地成于元气，万物成于天地。"
后亦云：

元气未分，混沌为一。

——《论衡》

万物之生，皆禀元气。

——《论衡》

天地者，元气之所生，万物之祖也。

——《白虎通义·天地》

元气先于天地所生，元气可以生天地、生万物，元气是万物之祖，是《道德经》所说的一。"一生二，二生三，三生万物"是说元气生阴阳，元气生天地，然后才有万物。《论衡·辩祟》中说：

人，物也，万物之中有智慧者也。其受命于天，禀气于元，与物无异。

天地成于元气，人身是一小天地，人身亦成于元气。人体之元气，《黄帝内经》称为真气。《灵枢·刺节真邪》中说："真气者，所受于天，与谷气并而充身者也。"《类经》中说："真气即元气也。"李东垣在《脾胃论》中指出："真气又名元气，乃先身生之精气也。"这个乃先身生之精气正是人体的元气，是先天元气，《难经》称其为元气、原气，《难经》中云：

人之有尺，譬如树之有根，枝叶虽枯槁，根本将自生。脉有根本，人有元气，故知不死。

——《难经·十四难》

命门者，诸神精之所舍，原气之所系也。

——《难经·三十六难》

所谓生气之原者，谓十二经之根本也，谓肾间动气也。此五藏六府之本，十二经脉之根，呼吸之门，三焦之原，一名守邪之神。

——《难经·八难》

元气是先天地所生的"一"，人体中元气也是先身生的人体之"一"，这个人体之"一"就是人体的先天元气。万物之生，皆禀元气。人体之万物——藏府经络营卫气血——也皆是元气化生，人体的一切无非是元气在不同层次上的显现，所以《灵枢·决气》云：

余闻人有精、气、津、液、血、脉，余意以为一气耳。

精、气、津、液、血、脉皆是一气所变现。张景岳在《类经》中说得更明确：

真气即元气也。气在天者，受于鼻而喉主之；气在水谷者，入于口而咽主之。然钟于未生之初者，曰先天之气；成于已生之后者，曰后天之气；气在阳分，即阳气；在阴分，即阴气；在表曰卫气，在里曰营气；在脾曰充气；在胃曰胃气；在上焦曰宗气；在中焦曰中气；在下焦曰元阴、元阳之气，皆无非其别名也。

这正是《庄子》所说的"通天下一气耳"，放在人体中，通人体者亦一气耳，一气者，元气也。

我们知道元气是道之德，其性无为。《道德经》说：

万物作焉而弗始，生而弗有，为而弗恃，功成而弗居。夫唯弗居，是以不去。

——《道德经·第二章》

人体的元气何尝不是如此，同样可以说人体之元气使人体中的万物产生、繁殖、成长、发育、成熟，但不显现自己。因为元气具有"生而不有，为而不恃，长而不宰，是谓玄德"的玄德。

元气"万物恃之以生而不辞，功成而不名有，衣养万物而不为主。常无欲，可名于小；万物归焉而不为主，可名为大"。

人体的气血经络、五藏六府如同天地之万物一样，它们依靠元气而生，但元气生而不辞，功成而不名有，元气衣养藏府气血而不为主。元气无为无欲，不引起你的关注，似乎很渺小，但人体的万物都归属它，但它不时时以统治者自居，而是运化于无形，这是真正的伟大。

元气流转，似乎你看不到，甚至感觉不到，不知道他做了什么，也看不到他的形状，但人体中所有的事情都是元气所为。元气就像《道德经》所说的："善行无辙迹（辙迹：痕迹）；善言无瑕谪（瑕谪：瑕疵）；善数不用筹策（筹策：计算工具）；善闭无关楗（关楗：门锁）而不可开；善结无绳约（绳约：绳索）而不可解。"元气在无形无迹中运化着复杂的人体。

元气运化人体之万物，抵御外邪，维护健康，就如"天之道，不争而善胜，不言而善应，不召而自来，坦然而善谋"。元气不争但总能赢，不言但总是随时响应，不用你召唤它，该来的时候它自然就会到来，似乎没有什么心机但却善于谋划，这就是人体的元气。

元气如"上善若水"，"水善利万物而不争，处众人之所恶，故几于道。"元气"居善地，心善渊，与善仁，言善信，政善治，事善能，动善时"。它像上善之水，利益万物而不争、不显，似乎总是处于渺小、被人轻视、不愿意存在的地方，但恰恰如此，其性才几于道。这个地方是对万物最有利的地方，元气居之。元气之心如深渊一样深奥空广无穷尽，它总是仁慈地给予，它言而有信，善治理，有本领，行动时总是总能准确地把握时机。《道德经》将元气人格化了，以之比喻人体之元气再恰当不过了。

　　元气"无为而无不为""为无为，则无不治矣"，以此考虑对于疾病的治疗，则为我们提供了一条治疗疾病的新思路。既往无论是西医还是中医，治病首先要找到病之所在，要去分析疾病的病因、病位及病性。例如乙型肝炎，病因是乙型肝炎病毒感染，病位是肝脏，病性为炎症。因而治疗自然是找到针对乙肝病毒并能作用于肝脏的药物。中医也一样，例如肝郁气滞，病因多是情志抑郁，病位在肝，病性为气滞，因此治疗要疏肝气，解肝郁。再如太阳伤寒，病因是外感寒邪，病位在太阳之表，病性为寒邪郁闭，治疗则要解散太阳寒邪，可用麻黄汤。遇到复杂的疾病，会涉及多个病位，多种病邪和病性，中医西医都要首先找到疾病发生的部位，以及在这个部位发生了什么，这一点中西医是一样的。但人体是怎样抵抗疾病的呢？例如当人体某个脏器受到细菌感染时，人体的白细胞会迅速升高，通过变形而穿过毛细血管壁，集中到病菌入侵部位，将病菌包围、吞噬，并产生抗体，增强对疾病的免疫抵抗力。人体哪里有感染，白细胞就会更多地出现在哪里，无论感染在肺还是胆，无论病邪在表还是在里，也无论细菌是革兰氏阴性菌还是阳性菌，无论表现为热毒还是寒湿……这是人体自发的行为，当我们去寻表里、分虚实、定藏府、找病邪的时候，我们忘了其实人体之元气会自动分别表里、虚实、寒热，自动分辨病邪所在和性质，自动应对之，可以自动制定自己的战略方案，选择治疗秩序和顺序，这正是元气的特性。正如《道德经》所言："不争而善胜，不言而善应，不召而自来，坦然而善谋。"

圜道之五藏

我们都知道有一个先天和后天的概念，那么先天、后天这两个概念是从哪里来的呢？这两个概念是从《周易》的《易传》中来的，《易传·乾·文言》说：

先天而天弗违，后天而奉天时。

先天，顾名思义是在天地产生之前，后天，是在天地产生之后。我们这里先谈后天，然后再谈先天。"后天而奉天时"是说后天之气要奉天时。何为天时？天时就是日、月、星辰运动，而这种运动是周而复始的，反映到地球就是昼夜反复、四季轮转，这种循环轮转、周而复始运动如同圆运动一般，以此象征着气的生长化收藏循环变化。故《吕氏春秋·季春纪·圜道》云：

日夜一周，圜道也。月躔二十八宿，轸与角属，圜道也。精行四时，一上一下，各与遇，圜道也。物动则萌，萌而生，生而长，长而大，大而成，成乃衰，衰乃杀，杀乃藏，圜道也。

天时，圜道也。圜道的本质就是物动而萌，萌而生，生而长，长而大，大而成，成乃衰，衰乃杀，杀乃藏循环往复。如前所述，《易传·说卦》中对后天八卦的描述也是这样的。《易传》说"周流六虚",周流者,圆运动也。后世对这一思想最明确的表示就是太极图,也是圆运动这一思想的体现(圜道,是最正确的描述,后世简化为圆道,民国时称圆运动)。

圆运动是后天之气的运动形式,人体的五藏六府的气机运化也对应着后天之气的生长化收藏形成圆运动。肝与胆对应生之气,是圆运动的起点,对应春天,也是一年之起始,五行属木;心与小肠对应长之气,是圆运动的最高点,对应夏天,五行属火;肺与大肠对应收之气,是圆运动中开始下降的起点,对应秋天,五行属金;肾与膀胱对应藏之气。是圆运动的终点,对应冬天,五行属水。脾胃对应化之气,五行属土。人体之气的生长化收藏循环往复、生生不息,这就是后天而奉天时,后世医家无不从此立法。故中医之五藏是圜道之五藏,是生长化收藏之五藏。(参见《道生医:中医的顶层理论》一书"藏象之意"篇)。

如果问人体后天之气圆运动的圆心是什么?自然大家都认为这个圆心非脾胃莫属。人体中五藏六府、十二经络都是一个圆运动,空间上可以分解为升降浮沉、出入开合,时间上可以分解为生长化收藏。而这个圆运动的圆心,后世医家无不认为脾胃是圆运动的圆心、是后天之本,无论是黄元御还是彭子益,还是重视脾胃的脾胃学派。

这种观点是有依据的,首先,如前所述脾胃五行属土,土居五行之中央,所以《素问·太阴阳明论》中说:"岐伯曰:脾者土也,治中央,常以四时长四脏。"其次,人身五藏六府离不开水谷之气,而水谷之气是脾胃所化生。所以中医认为有胃气则生,无胃气而死,《素问·平人气象论》中说:"平人之常气禀于胃,胃者平人之常气也,人无胃气曰逆,逆者死。"

中医向来重视脾胃中气,黄元御说:"中气旺则升降善运……所以无病，中气衰则升降室。"所以脾胃被后世医家称为后天之本，但这不是《黄帝内经》中的说法。脾胃执中央以运四旁，四旁升降出入为圆，中央则为圆心。这个中央与圆相合即是圆与圆心的关系。彭子益称之为轴心和轮子的关系，即"人身中气如轴，四维如轮，轴运轮行，轮运轴灵"。

脾胃相对于其他藏府来讲是圆心，但如果我们进一步分析的话，其实脾和胃也是一个圆，脾属阴，胃属阳，脾主升，胃主降，脾主升清，胃主收纳，一阴一阳，一升一降，形成一个圆，脾胃是大圆中的小圆，是在大圆圆心处的小圆，那么这个小圆的圆心又是什么呢？当然这个小圆的圆心也是大圆的圆心，换句话说，这个脾胃小圆的圆心才是整个大圆的终极圆心。那么这个终极圆心是什么呢？

而要理解这个问题，首先要理解圆心有什么用？脾胃是否能担得起这个圆心？

脾胃与后天元气

我们理解了圆心的作用，就可以评价脾胃的作用了。诚然，脾胃位居五藏六府之中，五行属土。脾胃是水谷精微化生之源，有了水谷精微，藏府才能有营养来源，符合土生万物、土养万物之意，也符合"中"的作用。但这只是其一，脾胃作为藏府之"中"是对的，但脾胃作为人体整体的气血阴阳之中就有所欠缺了。脾胃虽然供应水谷精微，但只是提供人体营养物质作为原材料，完成脾胃作为"中"的一部分作用，但作为化生藏府气血，化生经络营卫之气这样的根本作用，显然单单有脾胃是不能完成的，更谈不上单纯依靠脾胃的功能就返本归元了。再者，脾胃和其他藏府一样，也是被化生的藏府，它也要有本源。所以脾胃作为"中"，只是藏府之圆的圆心，只是在一个相对浅的层面上，何况脾升胃降，脾胃本身也是一个小圆，它也要有圆心，因此脾胃不是终极圆心。能当得起化生人体之万物，又能使人体之万物返本归元生生不息的只有元气，当然这里的元气应当是后天元气。只有元气才能当此任，所以后天元气才是人体后天之气圆运动的终极圆心。

我们将人体藏府经络、营卫气血比喻为人体这个小天地的万物，人体的万物又都可以归统为阴阳二气，人体的阴阳二气冲气以为和，"和"因之而生、"中"因之而成、"圆心"因之而现，如此形成人体的后天元气。这个后天元气就是人体气化圆运动的终极圆心，它不但运化人体之万物，还是人体后天返先天的必经之路（后文详述）。

人体之先天元气就是人体先天的一，人体之后天元气就是人体的中和。因此，脾胃是圆心，但还不是人体的终极圆心，这个终极圆心是后天元气（图10）。

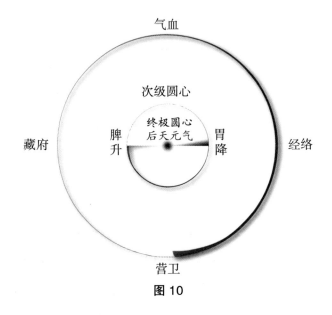

图 10

先天元气

前面谈了后天元气,那什么是先天元气呢?何为先天?《易传·乾·文言》说:

先天而天弗违,后天而奉天时,天且弗违,而况于人乎,况于鬼神乎?

先天,谓之在天地之先、在天地之前,所以天也不能违背它,天地也要遵循它。那么何为先天之气呢?《太平御览》引《三五历纪》说:

未有天地之时,混沌状如鸡子,溟涬始牙,濛鸿滋萌,岁在摄提,元气肇始。

其实这个问题在《道德经》中就已经说清楚了,《道德经》说"道生一,一生二,二生三,三生万物。"二是阴阳,最大的阴阳就是天地,有了天地才有万物,那么天地之先,也就是二之先,自然就是道和一了。道是"无",气,已经是"有",所以"道"不是先天元气,先天元气只能是"一",所以东晋葛洪的《枕中书》称:

昔二仪未分,溟涬鸿蒙,未有成形。天地日月未具,状如鸡子,混沌玄黄。已有盘古真人，天地之精，自号元始天王，游乎其中。

二仪就是阴阳、天地。天地日月未具，即是先天，此时是混沌，混沌乃天地万物之肇始，所以比喻为元始天尊。元始，《历代神仙通鉴》说："元者，本也。始者，初也，先天之气也。"元始之气即混元之气，就是先天元气，即《道德经》里的"一"。

那么何为人体的先天元气呢？《灵枢·刺节真邪》说："真气者，所受于天，与谷气并而充身者也。"李东垣在《脾胃论》中说："真气又名元气，乃先身生之精气也，非胃气不能滋之。"人身是一小天地，"先身生"即先于人体的天地而生，因此"先身生之精气"就是人体的先天之气，它"所受于天"。黄元御说："人之初生，先结祖气，两仪不分，四象未兆，混沌莫名，是曰先天。"

《绎史》引《五运历年纪》说：

天气蒙鸿，萌芽兹始，遂分天地，肇立乾坤，启阴感阳，分布元气，乃孕中和，是为人。

人身的先天之气，启阴感阳，分布元气，化生五藏六府营卫气血，由此人体的万物生，后天水谷之气得以充养人体。

人体的先天元气是有定数的，徐大椿在《元气存亡论》中说：

当其受生之时，已有定分焉。所谓定分者，元气也。视之不见，求之不得，附于气血之内，宰乎气血之先。其成形之时，已有定数。

随着人体的成长而至衰老，先天元气会越来越少，直至枯竭，最后人体死亡。先天元气虽然会越来越少，但人体会用后天之气补充先天元气减少的部分。如果把先天元气比喻为一个能量块，能量指数定为100%的话，当先天元气减少，例如减少了30%的时候，这30%将由后天之气补充，这时候能量块的能量指数依然是100%，身体可以健康不生病，但后天之气和先天元气的品质是不一样的，后天之气毕竟不能真正代替先天元气，就像黄金和纸币可以等值，但毕竟不同。随着人体的衰老，先天元气逐渐减少，人体的能量块的能量也许还是100%，但这里面更多的是后天之气，这时候人体可以无病但会衰老，可以无疾而终，但不会长生不老。如果后天之气不能及时补充损失的先天元气的部分，正气就会不足，就会产生疾病，因此中医同样重视后天之气，因为如果只有先天元气，人体也会死亡，就像人会饿死或者渴死一样。

两个圆心

关于先天和后天，彭子益提到了圆和圆心，彭子益称为轮和轴。彭子益说："由轮而轴，是为先天，由轴而轮，是为后天。"可以看出彭子益认为由圆形成圆心的过程是先天，而由圆心掌控圆运动的过程称为后天。我们知道"先天"在先，"后天"在后，因此彭子益在这里无意中提出了一个先有圆还是先有圆心的问题，在彭子益那里就是先有轮还是先有轴的问题。因为先天在先，显然彭子益认为先有轮后有轴，"由轮而轴，是为先天"，也就是先有圆，有了圆然后才有圆心，从圆到圆心的过程是先天，以后再从圆心到圆是后天。但我们知道先天元气无形无为，如果先有了圆运动，也就有了升降浮沉，有了阴阳的出入变化，已经是有形、有为了，显然这已经不是先天了。

那么那个无形无为的先天元气在哪里呢？或者回过头来说"先有圆还是先有圆心"。这虽然是个比喻，但却包含了先天与后天的关系。下面我们来试想一下，当我们准备画一个圆的时候，是不是先在心里预设了一个圆心在纸上，否则我们不知道要画的圆应该在纸的哪个位置。这时这个圆心在心里，似乎眼睛已经看到了它的位置，只是它并没有在纸上显现出来，它是无形的，这就好像是先天，因为它在有形之前，虽然形是没有的，但心里却是有了。邵雍说："先天之学，心法也。"这个圆心就是先天的圆心。有了这个预设的、无形的圆心，才能围绕它画出有形的圆，这个从无形到有形的过程可以比喻为先天生后天。当有形的圆画了出来，就自然又有了一个圆心，而这个圆心也是有形的了，这个圆心再去行使它的功能，这就是后天的圆心，它是有形的圆运动所产生的冲和之气，就是后天元气。先天元气化生后天的圆运动，后天圆运动再化生后天元气，回过头来后天元气再滋养先天元气，因此有两个圆心，他们代表了先后天元气，这就是他们之间的关系。

命门——先后天连结之门

我们知道肾为先天之本,那么肾在先天元气和后天元气中占有什么地位呢?《难经·三十六难》云:

藏各有一耳,肾独二者。何也?然,肾两者,非皆肾也,其左者为肾,右者为命门。命门者,诸神精之所舍,原气之所系也。

显然这里有一个广义的肾,它包括了狭义的肾和命门。命门是生命之门,是原(元)气之所系,《医宗金鉴》中说:"元气者,太虚之气也,人得之则藏乎肾,为先天之气。"张锡纯云:"元气者,先天之气也,夫元气藏于脐下,为先天生命之根底,道家所谓祖气也。"结合《难经》所言,我们知道命门是先天元气的出入之门,是与先天元气连接之门。

那么还有一个狭义的肾呢?这个狭义的肾就是"其左者为肾"的肾。《素问·上古天真论》说:"肾者主水,受五藏六府之精而藏之。"五藏六府产生的精华物质,最后都回归到肾而封藏起来,肾就像一个国家的国库,所以说肾为封藏之本,我们知道五藏六府之精是由后天产生的。肾是封藏之本,受五藏六府之精而藏之,它正是后天圆运动的终点。肾属水,水生木,木生火、火生土、土生金、金生水,完成一个五行的圆运动,这里肾又是这个圆运动的起点。广义的肾包括了受五藏六府之精而藏之的后天之肾，也包括了元气之所系的命门。

那么为什么联系先天元气的命门和后天狭义之肾都会在广义的肾中呢？这从圆运动的角度看就一目了然了。先天元气是未画圆准备画圆时的那个无形的圆心，命门正是以这个无形的圆心为出发点正要画圆的起笔处，这个起笔处连接了先天元气（无形圆心），所以是元气之所系，但是，是"所系"，所以命门不是先天元气本身，命门连接先天元气，是先天元气的出入之门。而后天圆运动的起笔处也是命门，一旦起笔，就画成了有形之圆，有形之圆转一圈，这个起笔处就不但是有形之圆的起点，也是有形之圆的终点，而这个有形之圆的终点就是受五藏六府之精而藏之的狭义之肾了。狭义的肾和命门在空间上重叠到了一点，这就是为什么狭义之肾和命门同在广义的肾中了。这个广义的肾不但是先天元气和后天之气的连接点，还是后天圆运动的终点和起点，所以，肾之义大矣！（图11）

命门与肾

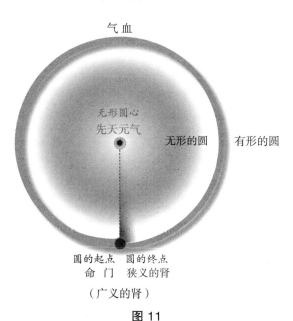

图 11

元气五性

元气有五个特性，其一，本源、化生。元气为原，是最开始的化生之气，这指的是先天元气，即一。先天元气启动化生后天元气，后天元气继承了先天元气的这个功能，然后化生人体之万物，人体万物皆是元气所化，故《灵枢·决气》中云："余闻人有精、气、津、液、血、脉，余意以为一气耳。"此一气即元气。后天元气具备了先天元气的化生功能，但人体万物中，有些只能是先天元气化生，而后天元气只能起到修复作用，如一些不可再生的组织和器官。人体之所有皆是元气所化生。

其二，中枢。中枢控制整体，控制所有，就像圆心，圆上所有的点都要围绕它，圆心控制了圆上的所有点，人体的元气就是人体的中枢。以上两个功能放在太极图上就是圆心和圆的启动点，即太极中和以及天地之心。

其三，无为。元气无为而无不为，无为是元气之德，无不为即元气之用，元气化生所有、控制所有，故曰无不为。

其四，根基。《难经》中云："人之有尺，譬如树之有根，枝叶虽枯槁，根本将自生。脉有根本，人有元气，故知不死。"

其五，阴阳自和。《伤寒论》中云："阴阳自和必自愈。"阴阳相和、阴阳自和才能启动元气，归一饮、观复汤正是启动阴阳自和之机。

附：徐灵胎《医学源流论·元气存亡论》

养生者之言曰：天下之人，皆可以无死。斯言妄也，何则？人生自免乳哺以后，始而孩，既而长，既而壮，日胜一日。何以四十以后，饮食奉养如昔，而日且就衰？或者曰：嗜欲戕之也。则绝嗜欲，可以无死乎？或者曰：劳动贼之也。则戒劳动，可以无死乎？或者曰：思虑扰之也。则屏思虑，可以无死乎？果能绝嗜欲，戒劳动，减思虑，免于疾病夭札则有之。其老而而死，犹然也。况乎四十以前，未尝无嗜欲、劳苦、思虑，然而日生日长。四十以后，虽无嗜欲、劳苦、思虑，然而日减日消，此其故何欤？盖人之生也，顾夏虫而却笑，以为是物之生死，何其促也，而不知我实犹是耳。当其受生之时，已有定分焉。所谓定分者，元气也。视之不见，求之不得，附于气血之内，宰乎气血之先。其成形之时，已有定数。譬如置薪于火，始然尚微，渐久则烈，薪力既尽，而火熄矣。其有久暂之殊者，则薪之坚脆异质也。故终生无病者，待元气之自尽而死，此所谓终其天年者也。至于疾病之人，若元气不伤，虽病甚不死，元气或伤虽病亦死，而其中又有辨焉。有先伤元气而病者，此不可治者也；有因病而伤元气者，此不可不预防者也。亦有因误治而伤及元气者，亦有元气虽伤未甚，尚可保全之者，其等不一。故诊病决死生者，不视病之轻重，而视元气之存亡，则百不失一矣。至所谓元气者，何所寄耶？五脏有五脏之真精，此元气之分体者也。而其根本所在，即《道经》所谓丹田，《难经》所谓命门，《内经》所谓七节之旁，中有小心，阴阳阖辟存乎此，呼吸出入系乎此。无火而能令百体皆温，无水而能令五脏皆润。此中一线未绝，则生气一线未亡，皆赖此也。若夫有疾病而保全之法何如？盖元气虽自有所在，然实与脏腑相连属者也。寒热攻补不得其道，则实其实而虚其虚，必有一脏大受其害。邪入于中，而精不能续，则元气无所附而伤矣。故人之一身，无处不宜谨护，而药不可轻试也。若夫预防之道，惟上工能虑在病前，不使其势已横而莫救，使元气克全，则自能托邪于外。若邪盛为害，则乘元气未动，与之背城而一决，勿使后事生悔，此神而明之之术也。若欲与造化争权，而令天下之人终不死，则无是理矣。

神机篇

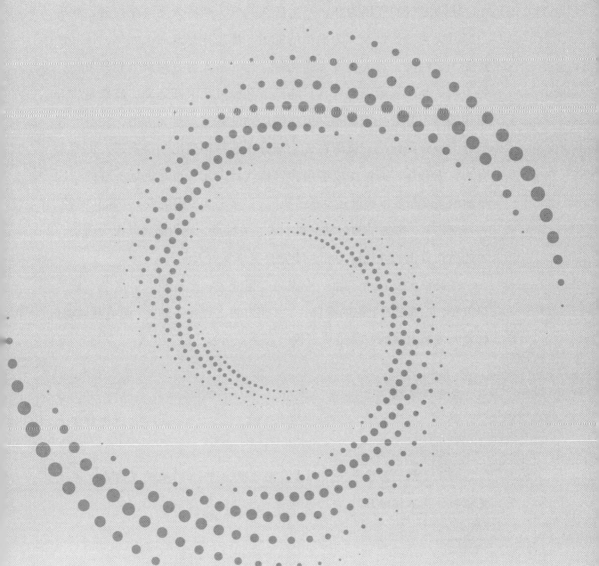

神机——天根与月窟

阴阳之气冲气以为和，产生后天元气，当后天元气受损时，就失去了其无为之性以及无为而治的能力。那怎样修复后天元气，让其恢复无为之性呢？后天元气无为无象，是无法人为直接调节和修复的，要想调节和修复后天元气，只能调节和修复后天圆运动，但修复后天圆运动却不是处处能着手，因为圆运动的调节点是无穷的，在心肝脾肺肾上调升降浮沉，试图在五个部分用药物构建出一个圆来，仍然太有为、太造作，而试图以中焦脾胃替代后天元气也是远远不够的。这里面的关键是要掌握圆运动的"机"、"要"、关键之点。"知其要者，一言而终"，掌握了圆运动的机、要、关键点，让阴阳之气无为而动，才能做到真正的冲气以为和，才能真正修复后天元气。

《灵枢·九针十二原》中说："粗守关，上守机。"这个"机"很重要，虽然表面上说的是针灸，其实万物之理无不如此，调节圆运动、修复元气最上乘的方法是从"机"入手。何为"机"？

主发谓之机。

——《说文解字》

知几（机）其神乎……几者，动之微，吉（凶）之先见者也。君子见机而作，不俟终日。

——《易传》

万物皆出于机，皆入于机。

——《庄子·至乐》

机者，动静之主。出无，入有；散有，反无，靡不由之也。

——《庄子解》宋林疑独注

万物皆出于机，皆入于机。机者，动静之主。那么这个动静之主的机是什么呢？邵雍称之为"天根"和"月窟"。

何为"天根"和"月窟"？天根、月窟其实源于邵雍的一首诗：

耳聪目明男子身，洪钧赋予不为贫。
因探月窟方知物，未蹑天根岂识人。
乾遇巽时观月窟，地逢雷处见天根。
天根月窟闲来往，三十六宫都是春。

"耳聪目明男子身"，男子身，首先说明这首诗说的是人身之事。为什么说男子身？因为男子属阳，阳主动，说明这首诗说的是人身阳气的运动变化。耳目聪明，说的是阳气的运动变化使得人体的五藏六府生机勃勃，耳目聪明代表了这种状态。"鸿钧赋予不为贫"，鸿钧，就是鸿钧道人，是众仙之祖，也称"鸿元老祖"。鸿即鸿蒙，即混沌，元是初始，故鸿元指天地未开、虚空未分之际的宇宙本始状态，故有"先有鸿钧后有天"之说，这里用鸿钧老祖比喻天地未开前的先天元气。前面说男子身是后天，先天生后天，所以说"鸿钧赋予"，先天所生之意。"因探月窟方知物"，月窟，月属阴，窟是空洞也属阴，有些人说它是指女性生殖器官,意思相通,但实际上窟是空洞,是阳气入的地方。"未蹑天根岂识人",天根,天为阳,根是根本,天根是说阳气之根本,有些人说它是指男性生殖器官,意思也相通。知道天根和月窟,才能知物知人,明白世间人与万物之理。那么天根、月窟在什么地方?"乾遇巽时观月窟",这里又是《周易》的思想。"乾遇巽时"巽下乾上,是《周易》里的姤卦。"姤者,遇也",所以说乾遇巽时。姤是十二消息卦之一,表示阳极阴生之处,一阴初起时,这就是月窟,对应于天时,即一年中的夏至,夏至一阴生。"地逢雷处见天根",地逢雷处,震为雷,坤为地,震下坤上,就是复卦,复有重复、重逢之意,所以说称为地逢雷处。复也是十二消息卦之一,表示阴尽阳生,为一阳初动处,这就是天根,对应于天时,即一年中的冬至,冬至一阳生。

神机:天根与月窟

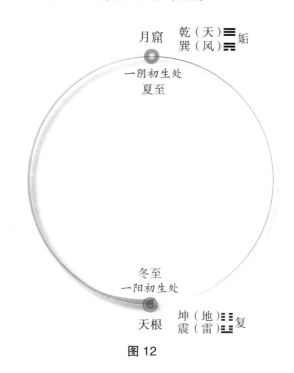

图12

因此天根、月窟代表阴尽阳生之处和阳尽阴生之处。"天根月窟闲来往"就是阴尽阳生，阳尽阴出，阳消阴长、阴消阳长，来往反复，就是阴阳升降出入的圆运动。闲，形容了悠闲自得、从容自然之意，这是无为的隐喻。"三十六宫都是春"，三十六宫代表一个周天，是一圈，圜道也，春代表生机，一圈生机，循环往复，生生不息之意（图12）。

天根和月窟在《周易》所要阐述的天地万物的变化中至关重要，所以称之为"机"（通"几"），所以邵雍《冬至吟》又说：

何者谓之几，天根理极微。
今年初尽处，明日未来时。
此际易得意，其间难下辞。
人能知此意，何事不能知。

朱熹撰写邵雍画像的赞文时说：

手探月窟，足蹑天根，闲中今古，静里乾坤。

对于人体也是一样，天根是一阳初动处，是后天圆运动的起点，月窟是一阴初起时，是后天圆运动的中点，这两个点也是后天圆运动的最关键点，阴阳的起始点，也是阴阳之根，阴阳之本，是动静之主，是人体之机，也是归一饮和观复汤的作用点。

正圆归一

前面我们将人体气血的运动形式比喻为圆运动,那么我们接着可以用这个模式来说明疾病的发生模式。人体气化之圆运动,左升为生发之气,属阳;右降为收藏之气,属阴。人健康的状态,是左升之生发之气与右降之收藏之气相和、完美的相和,圆运动就会形成一个正圆,不偏不倚,中正顺畅,圆心在正中。为何古人强调中、强调正,因为中、正代表了阴阳平衡,代表了阴阳合一。除此,圆运动不但是正圆,而且是一个气血充沛的正圆,这个正圆不但正,而且足够大,多大的限度决定于个人的先天禀赋。反之,在疾病状态,就是非正圆,而且元气不充沛。非正圆,或是生发之气不足或过亢,或是收藏之气不足或过亢;或是生发之气受阻碍,或是收藏之气受阻碍。如果疾病复杂,生长之气与收藏之气皆病,这个圆运动可能是一个畸形的圆,一个奇形怪状的圆。总之这个圆是不正的,圆心也是偏斜的。圆运动不正,阴阳不平;圆心偏斜,元气失衡。如果这个圆断裂了,循环中断,意味着阴阳离决,即死亡。因此,治疗的终极目的是使阴阳完美相和,圆运动形成一个充沛的正圆。

从天根、月窟入手,启动阴阳之机,至于启动后生长之气、收藏之气如何运行,就顺其自然,无为而治了。就像射箭,发箭即是启动机关,一旦机关启动,箭射出去了,箭就会自然地飞向目标。因此关键是"机"的把握,这个机一个是天根,一个是月窟,一个是一阳初生的点，一个是一阴初生的点，它们是圆运动的升降的起点和终点，是阴阳的启动点，也是关键点。掌握了这两个关键点就掌握了这个圆运动，掌握了整个圆运动的"机"。

我们知道，归一饮、观复汤本身不是针对某个疾病或者某个证型的，它们的终极目的在于恢复阴阳之气、冲气以为和的状态。归一饮从天根处启动生发之机，修复生发之气；观复汤从月窟处启动收藏之机，修复收藏之气。如果换成圆运动，归一饮是从左升之起点修复圆运动，观复汤是从右降之起点修复圆运动。这两个点是阴阳之根，阴阳之源，从此出发可最大限度发挥阳的无为而治和阴的无为而治，最终达到阴阳相和、元气无为而治的目的。

归一饮、观复汤不只是单纯地修复生长之气和收藏之气，归一饮在修复生长之气的同时，更主要的是令其与收藏之气相和，使元气修复。同样，观复汤在修复收藏之气的同时，更主要的是令其与生长之气相和，使元气修复。所以归一饮、观复汤的关键在于和，修复圆运动的核心在于修复圆心，所以无论是归一饮还是观复汤都以炙甘草为君药，因为它是接引其他药归入圆心之药。归一饮引导阳气从天根点出发，炙甘草时时刻刻都发出信号引导阳气每一步都以圆心为中心，一方面完成圆运动，另一方面则使阳气和阴气完成每一步的冲和，使阴阳相和，是其根本目的。所以归一饮、观复汤无论是左升还是右降，皆直指圆心，这和其他调左升右降的方剂不同，其目的是使阴阳和于圆心，使元气得以修复，这才是根本，所以两个方剂中炙甘草一定是君药，用量也是最大的。

圆运动使阴阳相和，形成后天元气，也是一个元气自我修复的过程，后天之气无为而化，无为而无不为，则疾病得以消除。如前所述，这是一个通过恢复元气来治病的思路。元气即一，"天得一以清，地得一以宁，神得一以灵，谷得一以盈，侯王得一以为天下正"。气血得一以为人之正，正则阴阳平衡，阴阳平衡则元气无为，无为而无不为，则病自除，这是归一饮和观复汤的原理。

这是一种至简的思路，启动神机，归于元气，无为而化。《周易·系辞》注曰："苟识其要，不在博求，一以贯之，不虑而尽矣。"《素问》亦云："知其要者，一言而终。不知其要者，流散无穷。"此得之矣！

唯辨阴阳

归一饮和观复汤虽然源于四逆汤和理中汤，但用意已经完全不一样，所以不是从六经辨证和藏府辨证的思路来考虑如何应用归一饮和观复汤，而是从元气的角度考虑如何应用。我们知道归一饮和观复汤的作用点是天根和月窟，在一阳初动处和一阴初起时，目的是使阴阳冲和，使元气修复。所以归一饮的适用原则是生发之气不足或生发受阻碍，此时皆可以用归一饮。观复汤的适用原则是收藏之气不足或收藏受阻碍，此时皆可以用观复汤。如果生发之气不足和收藏之气不足兼而有之的话则会根据二者的比例以及轻重缓急交替应用。

再次强调，归一饮、观复汤并没有针对任何具体的疾病、症状和证型，这两个方剂目的不在治病，而在于使元气修复，真正治病的是元气本身。元气得以修复，无为而化，疾病自然得以解除，这就是归一饮和观复汤的思路。

归一饮、观复汤作用于阴阳之机，这是关键，因此临床上我们只需分辨阴阳即可，藏府、经络、气血、营卫已经尽含其中。"知其要者，一言而终，不知其要，流散无穷。"阴阳是本，阴阳是要，天根和月窟又是要中之要。因此从元气而医者，无问其病，以平为期，眼中无病，尽是阴阳，阴阳归一，元气无为。从元气而医者，眼里关注的是健康而不是疾病，不是疾病去了就健康了，而是健康达到了，疾病就自然祛除了，所谓不治病而病自除。

道理明白了，用法就简单了，但宗扁鹊之言："闻病之阳，论得其阴；闻病之阴，论得其阳。"生发之气不足的，从生发之机启动修复生发之气；收藏之气不足的，从收藏之机启动修复收藏之气。这个启动只是一个信号，归一饮、观复汤只是完成这个信号而已，这个信号不是启动生长之气就让生长之气去治病，或者启动收藏之气就让收藏之气去治病，而是令生长之气与收藏之气相和，圆运动恢复正圆，生长之气和收藏之气相和于圆心，元气得以修复，让元气去治病。归一饮、观复汤也不能直接补充生发之气或收藏之气，更不能直接补充元气。说到底，无论生长之气还是收藏之气还是元气，都要令其无为而生、无为而化、无为而治，归一饮、观复汤只是启动了一下阴阳之机，从而达到从有为到无为的过程。归一饮如此，归一法亦如此；观复汤如此，观复法亦如此。

　　辨阴阳是辨人体整体圆运动的阴阳，因此八纲、六经、气血营卫都已在其中。但具体到临床如何分阴阳？仍要四诊合参。但四诊中我尤重脉诊，因为临床上脉诊相比望闻问三诊更少受到干扰，客观性更强，准确度也更高，因此我在临床上常以脉诊来判断人体气机的阴阳变化，这就是元气神机脉法。

先天法与后天法

元气神机法作为先秦中医之道的体现之一,它继承了《黄帝内经》先天学的思想。其意在通过人体的元气无为而治,自然修复人体的万物(藏府、经络、营卫、气血)。元气即一、即无为。归一饮、观复汤的终极意义在于归一,由万物归三、归阴阳、归一、归于先天,即后天返先天。故元气神机法秉承了先秦古人的先天学思想,意在归一、归元,故称为先天法。但真正后天返先天必须进入到炼精化气、炼气化神、炼神返虚、练虚合道的过程,要精气神合一。元气神机法借助外在的药物作用于气的层面,通过祛除身体的疾病,对这一过程打下基础,元气神机法的治病原理是后天返先天的思想,故我们称之为中医的先天法。

后世的中医思想和方法多传承自《黄帝内经》的后天学思想,我们称之为中医的后天法。后天而奉天时,所以我们看到《黄帝内经》开篇即讲如何奉天时,如开篇的《上古天真论》《四气调神大论》《生气通天论》《金匮真言论》《阴阳应象大论》等,都是在讲后天如何以奉天时。后天三生万物,万物无穷尽,因此后天法的方法繁复无穷、变化万千。后天法治病定位精准、直截了当、直指病机,擅长从局部(疾病)求整体。元气神机法——先天法——则擅长以元气为中心,元气无为而治,从整体而求局部(疾病)。

我们做个比喻,水龙头的管道里有一段锈迹斑斑,祛除的办法,一是可以用类似砂纸、铁器等工具去除锈迹，它直接解决了局部问题，同时管道中水流也更通畅了，通过局部问题的解决而使整体得到了改善。另一种办法则是加快加大水流的循环，在水流的反复循环冲刷的作用下，锈斑慢慢被消除了。水流的反复循环并没有特意地针对锈斑而做，更不是特意针对此处的锈斑而做，它做的只是自身水的流畅循环而已，它只需关注水循环本身而已，不必关注哪里有锈斑，这就是元气神机法，不治病而病自除，元气无为而治，从整体的气化入手，整体提升了，局部（疾病）自然就祛除了，而且还有很多并未发现的锈斑也因此而一并消除。

中医的后天法是三生万物，要分五藏六府、十二经络、卫气营血、三焦上下、表里升降等；有八纲辨证、六经辨证、脏腑辨证、经络辨证、三焦辨证、卫气营血辨证；有外感与内伤、新感与伏邪等，后天法强调对病机的精准把握。而中医的先天法，以元气神机法为代表，关注的是人体最大的整体，在治疗上只关注人体整体的阴阳，使阴阳归一。先天法不关注局部的精准，追求阴阳合一，令元气无为而无不为，则局部的疾病自然解决了。中医的先天法与后天法，一个是从局部到整体，一个是从整体到局部。后天法中，越高明的医生分析出的病机越精准、越深入、越丝丝入扣，其法丰富细致、变化万千，就像三生万物。而先天法的思想则是由万物归阴阳，最后归于元气，追求由后天返先天的过程，唯辨阴阳，元气无为。元气神机法更简单，追求无为而无不为。后天法更丰富、更精准，对于病机的治疗更直截了当。二者各有所长，笔者在临床上常常采用先天法、后天法交替应用。先天法、后天法分别秉承了儒家和道家的思想，体现了中国古人追求生生不息之道的两条路，而医学正是实现个体生命生生不息的学问和道路。

"道生一，一生二，二生三，三生万物"，从先天之"一"到后天万物，必须经过二——阴阳，从后天之万物返先天，同样也要经过二——阴阳。阴阳之前是先天，阴阳之后是后天，阴阳（二）成为连接先天和后天的枢纽，也是必经之路。所以无论道家的先天学还是儒家的后天学，无论是中医的先天法还是中医的后天法，阴阳均是关键。

元气神机法唯辨阴阳，由阴阳返归元气。后天学亦首辨阴阳，阴阳再分阴阳，才有五藏、六气、八纲之辨。后天学在于三生万物，于万物之繁复中见功夫，先天学在于返元归一，由归一至简中见境界，握阴阳之机返本归元。先天法和后天法就像先天八卦和后天八卦，二者相互为用。

道与术

学习中医大概有两种思路，一种是从术入手，一种是从道入手。从术入手者多执着于具体某个病怎么治疗，用什么方和药。无论是经方还是验方，或某味特效中药，或者某种治法，多是从术入手。从道入手者则更多着眼于看待问题、解决问题的视角和高度、视野和境界，更多的是从思维和思想的高度去找方法。"道"明白了，由"道"经过实践自然会产生术，术就简单了，因此有志于为大医者，当求诸于道，由道而术，方成大医。术是流散无穷的，中医从古至今有几十万首有效方剂，治法派别林立，都各有所长，穷其一生，也不可能都精通。而大道至简，虽然至简，但面对不同的问题，由道会自然产生不同的术，道"直方大"，由道而术"不习而无不利"。

元气三法

1. 元气无为法

元气无为法即只应用归一饮和（或）观复汤的方法。归一饮、观复汤不直接治病，而是令阴阳自和，阴阳自和则元气复，元气复则元气无为而无不为，元气无为而治则病自除。人体生长之气不足或受到阻碍的时候应用归一饮，令归一饮所引导的生长之气通过圆心——中，与收藏之气自然相和，从而达到阴阳自和的目的。人体收藏之气不足或受到阻碍的时候应用观复汤，令观复汤所引导的收藏之气通过圆心——中，与生长之气自然相和，从而达到阴阳自和的目的。当生长之气与收藏之气皆不足或受到阻碍的时候，则交替应用归一饮和观复汤，让阴阳自和。如果生长之气、收藏之气的问题都不明显的时候，也可以归一饮、观复汤交替应用，例如隔日一换，令阴阳自和。这个方法归一饮、观复汤不做任何加减变化。

2. 元气引导法

用引经药引导元气治病，即归一饮、观复汤加引经药，引导元气至病所治病。例如颈椎病，归一饮或观复汤加葛根；腰椎病，归一饮或观复汤加杜仲、川牛膝；瘀血头痛，归一饮或观复汤加川芎；肝血虚，归一饮或观复汤加当归、白芍。又如归一饮或观复汤加黄连，归一饮或观复汤加金银花、连翘，归一饮或观复汤加沙参、麦冬等。但作为引经药，药量不宜大，如果大枣或炙甘草20g的话，引经药一般则用到10~15克。因为引经药只是起引导作用，归一饮、观复汤令阴阳自和，引经药引导元气直指病所。从另一方面而言，也是借助元气帮助治病之药完成治病之功。

举个例子，某个公司营销部门要完成一项困难的任务，第一个方法是加强营销部门，第二个方法则是整个公司各个部门形成一个整体帮助营销部门完成任务。直接治病的药就相当于营销部门，整个公司的帮助就相当于元气的帮助，有了人体一身之元气作为后盾，治病之药的作用就会事半功倍。

3. 交替法

即归一饮、观复汤与其他方剂交替应用。此法既取元气神机法无为而治，又取后天有为法，直中病机，二者配合，标本兼治。例如归一饮和小柴胡汤隔日交替应用，观复汤和五苓散隔日交替应用等。

附子会调光元气吗？

归一饮中为什么要用附子？附子会消耗阳气吗？会不会调光元气？《汤液本草》中说：

> 附子入手少阳三焦、命门之剂，浮中沉，无所不至。

因此附子入命门，非一般的温阳药所比。其次附子"为通行十二经纯阳之要药"（《本草正义》）。附子入于命门，又通行十二经，其实通行十二经就代表了通行五藏六府，我们知道十二经、五藏六府是后天，而命门是先天连接后天的出入之门，因此附子既连接了后天五藏六府、十二经之气，也连接了命门，连接了先天后天的出入之门，因此附子这味药目前难以替代。

附子生用辛热通散，大剂量应用意在祛寒，而附子制用、小量用，意在少火生气，还有引火归元之功，如《本草汇言》中说：

> 附子乃命门主药，能入其窟穴而招之，引火归原。

可见，相对于生附子，制附子散中有收，散则可以启动阳气，收则可以引火归元。郑钦安认为附子与炙甘草相配是以土伏火，"伏"亦有潜藏、收摄之意。附子是纯阳之品，炙甘草是至甘之品，以至甘收摄纯阳之品。在归一饮中,甘草收纳制附子连接圆心。

阳气不足的时候还要用附子,附子调动阳气,会不会使阳气消耗更多?这个问题问得很有道理,首先,如前所述,药物只能调动后天之气,附子也不例外,附子调动的是储藏于肾的后天之气。我们知道,肾主封藏,是储藏之地,附子调动了储藏的后天之气,因此这时候要权衡为什么要调动储藏的后天之气,值不值得?这就像某个国家经济出现危机了,市场要崩溃了,这时候就必须要拿出国库的储备资金来救市,当然前提是要有储备资金。储备资金达到了救市的效果,市场经济复苏,市场盈利,有多余的资金回来,又充实了国库的储备资金,如此形成了一个良性循环,这就是动用储备的后天之气的价值。反之如果储备资金不足或者没有,就根本无法救市,因此归一饮要修复元气也要有后天之气的储备才行,因此说后天之气的储备也是一味潜藏的药。其实如果附子是调动肾中后天储备之气的话,其他药物也无不是调动人体的后天之气,比如说黄芪是调动了后天脾肺之气,白术是调动了后天脾气等。

其实,并没有真正的补气药,如果补气就像输血一样补充,那只要有像黄芪、人参那样的补气药,就不会有因为气虚而导致的死亡。所有中药,无论是补药还是祛邪药,都是通过调动人体之气起作用的,附子也一样。而且没有中药可以直接作用于元气,无论是后天元气还是先天元气,因为元气是没有偏性的,而所有药物都是有偏性的,炙甘草也只是其性接近元气之性而已。归一饮、观复汤是让阴阳之气相和,自然作用于元气。

归一饮、观复汤会伤阴吗？

用归一饮、观复汤皆用偏阳的药，会不会伤阴，阴虚的患者当如何使用？

人体的阴是什么？首先是饮食，你吃的食物，哪怕是辛辣的食物对于人体来讲都属阴，因为它是有形的，都要用阳气来运化它，人体吸收营养物质的过程就相当于以阳化阴，才能变成人体可以吸收的营养物质。所以外来、有形的饮食水谷，相对于人体的阳气，都是阴，这是第一个层次的阴。第二个层面的阴，就是运化完以后的水谷精微，相对于人体的阳气也是阴，这是第二个层次的阴。水谷精微运化完了输送到五藏六府，五藏六府功能都充沛了，富余出来的东西再回到肾，即五藏六府之精皆归于肾，再储存起来，称之为精，这是第三个层次的阴，为什么叫精，精就是精华，所以也是更深层次的阴。

后天元气不是单靠五藏六府的圆运动就能产生的，如果没有脾胃运化的水谷精微作为原材料就不可能有后天元气。脾胃是后天圆运动最接近终极圆心的圆心，脾胃运化的水谷精微是后天元气的物质基础。因此这一味药就是水谷，所以要有合理健康的饮食。合理健康的饮食才能既不伤害脾胃又能产生水谷精微，过食生冷、嗜辣酗酒都是损害脾胃之气的饮食，不但无益反而有害。所以健康的饮食、充足的水谷精微是保证修复元气的潜藏的一味药，饮食养生也是治疗的一部分。我们知道食补胜于药补，如果真正有补药，就是食补，水谷精微才是真正意义上的补品。

养阴，睡眠至关重要，按时睡眠是奉天时的首要事项。我们知道中国古人强调睡子午觉，子时就是夜里十一点到次日凌晨一点，午时就是中午十一点到下午一点，一天的子时和午时对应的就是一年中的冬至和夏至，也就是天根和月窟。子时和午时的睡眠对于养阴至关重要，这两个时间的睡眠是其他时间不能补充和替代的，子时使阳安稳地潜伏于阴，使阴阳交媾冲和，甚至可以阴阳互长；午时最大限度减少阳的消耗，使阳不过亢，不会亢龙有悔。午时觉很重要，子时觉对于健康就更重要，因为这是一天的天根之处，是阴阳交合之处。服用归一饮和观复汤的患者，一定要强调睡好子午觉，尤其是子时觉，也就是最好晚上十点半上床睡觉，有时候归一饮和观复汤疗效不佳或者出现一些反应时常常与睡眠失常相关。

人体之阴是修复元气的一味潜藏的药，人体的阴精不足的话，归一饮、观复汤都不能很好地起到修复元气的作用。这个时候可以用滋阴的方药作为急则治其标的作用，但滋阴药并不是进入人体就成为人体的阴精和津液，人体真正的阴精和津液是水谷精微经过运化，五藏六府共同化生的，是人体自身产生的，而不是滋阴的药物。滋阴药就像人工胶体一样，是代血浆，不是真正的血液，真正的血液要靠人体自己制造，人体真正的阴精、津液要自己产生，而不是药物直接产生的。但人体自己产生也需要一个过程和时间。所有的养阴药只是替代品，急则治其标而已，人体自己化生出来的阴才是真正的阴。为什么说阳气容易，生阴气最难养？温病学说最注重的就是津液和养阴，而且养阴常常要一两个月，甚至两三个月。因为真正的阴，一定是人体水谷精微化生出来的，这个化生过程会很慢，所以所有的养阴药都只是替代品。

因此归一饮、观复汤要完成修复元气的作用，要有三个条件，即肾脏储备、水谷精微、阴精。首先是够用肾藏（zàng）储藏，而且要评估应用肾藏储藏修复元气的得失比例。肾藏储备越少，应用归一饮的剂量就应当越小，一次不能调动过多的肾藏储备，而是用一点，修复一点，元气修复一部分，产生一点结余，补充肾藏储备，然后再用一点去修复元气，如此循环往复，建立了良性循环，元气逐渐得到修复，储备也一点一点增多，人体的圆运动进入正常的轨道，身体才得以逐渐康复。有时候，归一饮会用到制附子 3g、干姜 1~4g、炙甘草 6g 的小剂量，可以小量频服，但要视肾气储备而定。当然这里还有一个问题就是脾胃之气的健与衰、强与弱，如果脾胃之气过弱，也不能用大剂量，因为这会直接影响到第二个条件，就是水谷精微的补充和运化。水谷精微的多少直接影响到元气的修复，当然这也是一个循环往复的过程，而且水谷精微的化生不是一次性完成的，就像十天的饭不能一次吃完一样。因此有时候用归一饮或者观复汤会吃几天药、停几天药，目的就是让水谷精微有充分的化生时间，让归一饮、观复汤有可运化的物质基础；第三个条件就是人体阴精是否充足，至少不是阴虚阳亢才可以。

附子应该用多大剂量？

附子剂量选择也是归一饮、观复汤的剂量选择问题，什么时候用大剂量归一饮、观复汤？什么时候用小剂量归一饮、观复汤？包括了附子和人参。

这个问题，第一要看元气储备的多少。第二要看邪气的多少以及正邪的比例。第三要看患者阴精与阳气的配比。第四要看患者养生的情况。元气的储备越多，归一饮、观复汤的剂量可以加大；元气的储备越少，归一饮、观复汤的剂量就要越小。邪气越重，归一饮、观复汤的剂量就应该加大；邪气轻，归一饮、观复汤的剂量就要小。当然重要的是与第一点相结合，看正邪之间的比例。

正气衰而邪气盛，则要小量频服；正气衰而邪气少，则用小剂量归一饮或观复汤，不必频服，甚至可以隔日服、三日一服。正气尚可而邪气盛，则应该用大剂量的归一饮或观复汤；正气尚可邪气少，小剂量归一饮、观复汤即可。

注意阴精和阳气的配比，阴精少阳气偏盛的患者，无论是归一饮还是观复汤都应该用小剂量，要给元气运化产生阴精以时间，也可以隔日服或者三日一服，可以适当加大炙甘草或者大枣的比例和用量，如归一饮可用制附子 3g，干姜或炮姜 1~5g，炙甘草或大枣 6~12g 等。若阴虚阳亢者则先恢复阴精后再用归一饮或观复汤。

最后还要看患者的养生情况。患者注重养生，如注意早睡眠、注重饮食的平衡、节制性生活等，则元气、阴精有生化之源，归一饮、观复汤有所依之本源，所以可以用大剂量，反之睡眠不能保证、性生活过度、思虑过度耗神伤血、七情内伤，则元气、阴精消耗过度，岂止归一饮、观复汤没有本源，即便是补气、养阴之品也需要元气有运化之力，才能发挥药的作用，所以亦需要小剂量。

用归一饮、观复汤会"上火"吗?

肾藏（zàng）储藏水谷精微、阴精，都是应用归一饮、观复汤的原材料。物质与功能必须正好相配才合适，这些原材料是归一饮、观复汤的物质基础。修复元气，不只是用药的过程，也要伴随着养生。治疗中的一个关键就是养生，养生至少是少消耗，不管是思虑过度、熬夜还是性生活过度，总之就是要减少消耗。然后是水谷精微的补充，要有合理的饮食。我们知道物质的产生要有一个过程，是需要时间的，所以当人体的储备相对不足的时候，只要人体基本的圆运动建立起来了，阴阳的循环已经进入良性循环，这时候就要停药，等待物质的积累和相对充足，这时候不吃药的过程比吃药的过程还重要，这就是养生的过程。所以说"三分治，七分养"是正确的，因此我们要注意养生，这是修复元气的物质基础。

养生包括情志养生、饮食养生、运动养生等。运动让气血流动，让气血周流。运动不只是动的活动，也包括静功，比如站桩、打坐，虽然外表看是静的，但其实是外静内动，人体内在的气血是不断运动的，而且静的时候，肢体是安静的，神是安静的，这个时候体内的气血才能集中起来，才能不消耗。当人体充分放松，没有杂念的时候气血的运行才能自然而有效率。所以静，是为了动，有些人说生命在于静止，有些人说生命在于运动，其实都是在动，都是气血的运动，只是外在的方式不一样而已。静功的关键不是形体的静，而是神静，是心静。

心静使得后天的意识被放弃了,心无为,气血才能无为,道法自然。

归一饮、观复汤因为姜附的温燥,故不适用于全身性的热毒炽盛,尤其是热入营血的证候,亦不适用于阴虚火旺的患者。

对于局部上火的症状,可减少归一饮、观复汤的用量,干姜改为炮姜,炙甘草可以改为生甘草、生薏米(山东于志勇经验),或以菊花煮水。当患者自述"上火"时,一定要问一问患者所说的"上火"到底是什么临床表现,因为患者理解的"上火",不一定真是热的表现。当然,有一些所谓的"上火"表现是排病反应。对于局部的热或津液不足,可在归一饮或观复汤中加清热或养阴之品。

最佳治疗——元气的战略

从整体看人体的疾病是复杂的，有新感的疾病、有宿病，不同藏府的疾病、不同经络的疾病往往同时存在，医生有时候很难分清应该先治疗哪个，后治疗哪个。即使是同时治疗，治疗比例、进度如何分配等常常错综复杂，何况如果是多个藏府经络都有病变，其寒热虚实、升降浮沉、气血阴阳、出入表里交织在一起，疾病远比我们看到的和想到的要复杂得多，要把这些都诊断出来，再从整体上制定治疗方案、把握治疗时机和传变预后，往往是很难的。而归一饮、观复汤修复元气，目的是要元气无为而治。我们前面谈到无为的概念，元气无为而无不为，人体的元气如"天之道，不争而善胜，不言而善应，不召而自来，坦然而善谋"。了解人体的莫如人体自身，而且每个人都是不一样的，因此只有人体的元气最了解自己，元气可以根据人体疾病的情况自己制定最正确的治疗方案，选择最经济的治疗路线，制定最合理的治疗次序。换句话说，先治疗哪个，后治疗哪个元气说了算，而不是医生说了算，即使是最高明的医生所用的接近元气的治疗方案和治疗策略，但不会比人体自身的元气做得更好，因为它是道法自然的无为之治。

因此理想的状况是，当符合应用归一饮、观复汤的情况时，不必加减，原方直接应用就是。但这就要求患者了解你的治疗思路，还要理解配合，有良好的依从性。例如，患者来找你是看咳嗽或者咽炎的，但患者可能脾胃长期不好，纳差、便秘等，可能还有睡眠障碍等，元气认为恢复脾胃健康是治疗方案的第一步，这样做是最合理的，其次应该解决睡眠障碍，最后才能治疗肺，解决咳嗽的问题。用了归一饮或者观复汤后，脾胃功能逐渐在恢复，可能会慢一些，但咳嗽一直不好，患者觉得我是来找你治疗咳嗽的，我都治疗一个月了，咳嗽一点都没好（前提是咳嗽是肺本身的问题，而不是脾胃不足造成的）。这个医生没治好我的咳嗽，我不再找他看病了，这就是患者不能理解，无法继续治疗。试想患者都不治了，再好的方法也实施不了。

其实这在古代医家的治疗中也是不少见的，而且多见于名医的治疗，因为名医的思路和分析更接近元气的思路，下面举两个例子。

一个是金元四大家之一朱丹溪的病例，记载者是叶仪先生，曾经同朱丹溪一起跟随儒生许白云先生学习。这是他自己记录的诊治过程：癸酉年八月，我患痢疾，疼痛发作，完全不能饮食。不久疲困不堪，不能起床，于是把床席与垫席的当中空缺，听任粪水自行泻下。当时朱彦修（朱丹溪字彦修）先生客居城中，由于同学的友情，每天来看望我，给我饮药，只是一天天地服药而病情一天天地加重，朋友们大声地议论这件事，但是彦修毫无顾忌。十天过后病情更加严重，痰液如同棉花一般窒塞着咽喉，昼夜呻吟不止。我私下忧虑，同两个子女诀别，两个子女痛哭，路上的人们传说我已经死了。彦修听到我的死讯，说："唉！这一定是传说的人胡言。"第二天天刚亮，彦修来诊察我的脉象，煮小承气汤给我饮服。药才下咽，即感觉粪水自上而下，多次大便后，腹中清凉。隔天就吃粥，逐渐痊愈。朋友们于是向彦修请教治法。彦修回答说："起初诊察气口脉象虚弱，患者形体虽然结实，但是面色黄而稍白。这是由于平时同人交谈多，多说话的人中气虚衰。加上患者务必要完成已办的事，经常饥饱无度，被饱食伤害，它变化成为积食，积食长久就造成这个病证。痢疾这种病证，一般认为应当去旧图新，但是我反而用人参、白术、陈皮、芍药等十多帖补剂给患者服用，怎么能个一天天地加重？可是没有这十天的补药，哪里能抵挡这两帖承气汤呢？所以先补足胃气的伤败，然后祛除其积食，就忽然病愈了。"朋友们于是都信服了。

朱丹溪很了不起，能够治病审因，直中要害，不被眼前的现象所迷惑，关键是具备以生命为本而不是以疾病为本的整体观，不但有学识还有定力，不畏人言，能如此者非真正的名家不可。不像现在有些医生但见眼前症状的好与坏，没有真正的整体观。但朱丹溪也是幸运的，因为他遇到了叶先生这样的患者，叶先生如此信任他，反过来看，能担得起这种信任的医生又有几个呢？能如此信任医生的患者又有几个呢？遇到这种情况还不止朱丹溪，还有宋代的许叔微。

许叔微的《伤寒九十论》记载了这样一个医案。曾经有一个许叔微的同乡叫丘生，病伤寒。许叔微为他诊视。患者发热、头疼、烦渴，脉虽浮数而无力，尺以下迟而弱。许叔微说：患者虽是麻黄汤证，但尺脉迟弱。仲景曰："尺中迟者，荣气不足，血气微少，未可发汗。"许叔微于是用建中汤加当归、黄芪令饮。第二天病情没有改善，患者家人十分焦急，日夜督促许叔微用发汗药。几乎出言不逊。许叔微只是忍着。只是用建中调荣血而已。到了第五天尺脉才有所好转，于是投予麻黄汤。患者吃了第二剂麻黄汤，发狂，不一会稍稍安静，睡了一小会儿，于是出汗而解。许叔微感慨道："早就料到了这么做很难。仲景虽说：不避晨夜，即宜便治。医生也要照顾患者的表里虚实，待其时日。若不循次第，病情虽然可以暂时好转，但使五脏亏损，寿命减少，又有什么可值得夸耀的呢。"

看来许叔微和朱丹溪一样，英雄所见略同，但也都顶住了压力，可见做医生即使是名医也是很不容易的。

应用归一饮、观复汤也是一样，因为元气是从全局考虑治疗策略的，因此有时候并不能马上满足患者来看病的直接目的。甚至就像朱丹溪这个医案一样，有可能病情看上去还会暂时加重，这个时候就尤其需要医生和患者之间相互信任。

什么是排病反应？

当元气无为而治的时候，会有三种结果：一是疗效显著；二是患者的症状，注意是症状而不是病情没有改善、没有变化；三是原有症状加重或者出现了更多的不适症状。

第一种是好的结果，不用说了，第二种和第三种情况也常常可以见到，尤其是应用归一饮、观复汤不加减的时候，因为不加减是元气最无为的状态。这个时候有可能患者来找医生要治疗的主要症状可能很长时间都不好，就像许叔微和朱丹溪的医案一样。这其中可能有三个原因：

第一，元气会自动分配并选择它应该先治疗什么后治疗什么。而不是按照患者、医生的想象和要求去做。一旦你强加给它意志，那就是你想做什么，而不是元气想做什么了，所以有时候一些患者会说他要治的病没治好，但是其他的病却好了。但是患者想治的疾病，坚持到一定程度最终还是会好的。元气无为而无不为，只是有时候患者和医生不太理解元气暂时的有所为而有所不为的道理，急于求成，一味地要求元气从己所愿而为之，恰恰是欲速则不达，有时候反而会有害。

第二，人体消耗的程度和比例。比如说，元气刚刚修复了一点，但患者熬夜、暴饮暴食、房事过度等，消耗的更多，那还入不敷出呢，元气怎么有多余的能量去解决你要解决的症状？就像你给一个人五元钱，但他却花了六元钱，他还欠一元钱呢；即便你给他五块钱，他只花了四块钱,他富余了一块钱,而这一块钱可能暂时不够改善过多的症状,只能把钱花到最需要最紧急的地方,而这不一定是此患者就诊时要求解决的问题。所以真正的治疗,治疗占一半,养生占一半。只有治疗,没有养生也没用,补充修复得再多,他损伤消耗得更多,也是没效果的。治疗与养生就像一阴一阳,缺一不可。治疗和养生完美契合,才是治疗的理想状态。但这需要患者的配合和坚持。

第三,就是服药无效或反而加重或出现其他反应。如果不是辨证错误或用错药的话,这大多是排病反应。排病反应是一个正邪交争的反应,排病反应往往是元气不充足但又不是太弱的人才会出现。例如新感外邪,如果患者元气很充足,往往一蹴而就,用药后会很快邪去正安、疾病消失,就不会产生强烈的正邪交争,也就不会出现排病反应,或者即使出现也很轻微,例如一过性的心烦、腹泻,由于仅仅一次,患者可能都没有注意,或者以为是别的原因所致。如果患者正气很弱,没有力量和邪气斗争,也不会有排病反应。例如老年人肺部细菌感染,常常不发烧,甚至白细胞也不高,因为抵抗力很弱。所以排病反应大多出现在中间状态,明显的排病反应恰恰是正气开始有抗邪之力,但又不足以迅速驱邪外出的表现。这时候正邪交争、焦灼纠缠。比如《伤寒论·辨脉法第一》中云:

问曰:病有战而汗出,因得解者,何也?答曰:脉浮而紧,按之反芤,此为本虚,故当战而汗出也。其人本虚,是以发战。以脉浮,故当汗出而解也。

浮为阳,紧为阴,芤为虚。阴阳争则战,邪气将出,邪与正争,其人本虚,是以发战。正气胜则战,战已复发热而大汗解也。

若脉浮而数,按之不芤,此人本不虚;若欲自解,但汗出耳,不发战也。

浮、数，阳也。本实阳胜，邪不能与正争，故不发战也。

《广瘟疫论》中也谈到"时疫不论初起、传变、末后，俱以战汗为佳兆。以战则邪正相争，汗则正逐邪出"。排病反应也同战汗一样，"余邪未净而复热，则有再作战汗而解者；有战汗须三四次而后解者；有战汗一次不能再战，待屡下而退者"；如果正气太弱，排病反应出现一次后，再没有能力出现排病反应，即"有不能再作战汗，即加沉困而死者"。总之，如《广瘟疫论》中所言"总视其本气之强弱何如耳"。

举一个例子：女性患者，54岁，对鱼虾严重过敏。症状是食用鱼虾后全身起皮疹，浑身特别痒。这次又发作，用过一个月的防风通圣丸，没有什么效果。涂抹了一些药，吃了不少汤药，也都没有疗效，后来我给她开了5剂归一饮，患者吃完第2剂的症状就是呕吐，脸也肿了，嘴唇是之前的两倍厚，身上起了很多疹子，痒得非常厉害，一晚上没睡觉，不想吃东西，连头皮、指尖都是疹子。处方是：制附子12g，干姜15g，炙甘草18g，荆芥10g，红花10g。我听了她的情况，认为既然病邪外发，那就彻底发出来吧，所以又用了通脉四逆汤，干姜改为18g，炙甘草改为15g，处方是：制附子12g，干姜18g，炙甘草15g，荆芥10g，红花10g。吃了3剂后，皮疹和瘙痒就好了三分之二。最有意思的是她有7年的高血压病史，吃了药以后发现血压低了，就把降压药给停了，血压可以维持在正常水平。原本吃饭不好，现在食欲也好转了。因为他之前有恶心呕吐的症状，担心患者既往有肾功能不全等情况，就让他去检查生化，发现所有指标都正常。让患者接着再吃归一饮，皮疹症状又出现了，但是症状没有以前那么重。吃饭没问题了，没有恶心呕吐，这次的疹子和之前的不同，都是红点，而且有水疱，和之前硬结的形态不一样。又服用了两剂归一饮，疹子好了三分之二，没有完全好,继续吃归一饮,第三批疹子又出了,但是疹子一次比一次轻。前后吃了三周的归一饮,疹子好了再出,好了再出,但一次比一次轻。最后皮疹好了,随诊一个月皮疹没有再出。

　　这个例子提示我们:第一,患者的配合很重要。如果没有患者的信任和配合,再高明的医生也无能为力。第二,要详细询问病史。患者吃了一个月的防风通圣丸,没有效果,这个时候用归一饮,正邪交争就会比较重。患者说他原来大便干,吃了防风通圣丸,大便也没有明显改变,吃完归一饮反而开始腹泻,这一点让我坚定让她吃通脉四逆汤,因为这是邪气外出的表现,是正邪交争的表现。患者原来吃了大黄、芒硝都没有腹泻,吃了归一饮反而腹泻。这个时候如果正气足就可以借此机会把原来的病邪通过这个通道发泄出去。但通脉四逆汤有急则治其标的含义,它不是修复元气的作用。第三,不要小看排病反应的强度以及益处。

人体运气学——中医里的《周易》

五运六气理论由唐代王冰补入《素问》，其后争议不断，疑问众多，现在亦如是。五运六气理论是伪学吗？如何正确认识运气理论？其核心价值是什么？本篇在此提出人体运气学，正是试图解答这一问题。

厘清本来面目

五运六气理论始于《黄帝内经》的七篇大论，由唐代王冰补入，故运气理论以《素问》的运气七篇为核心。《素问》运气七篇包含了两部分内容：第一，运气推演体系，包括与之对应的疾病和气候描述。第二，除去第一条之外的其他理论，如壮水之主以制阳光、大毒小毒治病、君臣奇偶之制等理论。通常意义上我们所说的运气理论指的就是以干支纪年为基础的五运六气推演体系，以及与之对应的气候与疾病系统。本文所说的运气理论即特指于此——运气推演体系。

众所周知，运气七篇为唐代王冰补入，古今不少医家不承认运气七篇是《素问》之所本有，虽然大多不否定其重要性。关于气候对人体和疾病的影响，原本《黄帝内经》就有，但这并不代表就是以干支纪年为基础的五运六气的推演系统，在此不能偷换概念。运气推演这一理论，不见于唐代王冰以前的任何古代医学文献，包括《灵枢》《素问》《难经》《伤寒论》《金匮要略》《脉经》《千金要方》《千金翼方》《外台秘要》《医心方》《针灸甲乙经》《黄帝内经太素》等。不但如此，我们耳熟能详的一些中医概念，如"相火""太阳寒水""标本中气"等，也不见于唐以前的医学文献。我们知道，"相火""标本中气"，尤其是三阴三阳和六气相配，如太阳寒水、阳明燥金、少阳相火等，均是运气理论的核心、基础，如果这些是王冰之前，乃至《内经》《难经》《伤寒论》那个时代医家的共识，为何王冰以前从未被提及？甚至像孙思邈这样涉猎极其广泛的医家，亦只字未提。所以清代医家用标本中气学说解读《伤寒论》，作为一种创新可以，但说是《伤寒论》的本义，恐怕难以服众，更不用说"《伤寒论》是用五运六气思想写出来的"这样的说法了。

客观的认识

五运六气理论以五运和六气为核心，建立了一套与之相应疾病和气候变化的推演体系，这是建立在干支纪年的基础上。但当我们运用这套以干支纪年为基础的推演体系在实践中对气候、医学等验证预测的时候，会发现无论是气候变化还是瘟疫及疾病的预测，常常难以应验。以气候为例，若五运六气理论可以预测气候，估计后世各朝各代的气候预测一定会采用之，尤其是瘟疫预测，因为气候预测、瘟疫预测关系到国家命运，涉及战争、经济甚至政权更替，若可以预测，后世（唐宋元明清）官方文献一定会有相关记载，可惜没有。我们知道宋代最重视五运六气，甚至中医的官方考试都要考五运六气，宋代的大型官方医著《圣济总录》开篇即讲五运六气，这种影响延续到金元，但纵观历史，历代医家真正以运气推演系统来诊治疾病的很少。

五运六气现在有很多应验的医案，甚至偶有气候和瘟疫的预测，但分析后不难发现，这常常会表现为两种情况：第一是事后解读，即不是事先进行预测，而是事发后解释；第二是选择性解读，即在众多信息中择其符合者。其实这两种情况的本质是一样的，均是选择性解读。为什么选择性解读会看似合理呢？首先，一个年份的干支中运气推演包括了岁运、司天、在泉、主运、客运、主气、客气等七个因素。我们在临诊时，可能分析患者就诊时运气，还可能分析患者出生时运气，如果还有患者发病时的干支运气，疾病加重以及复发时的干支运气等，甚至一些医案中如果遇到初之气或终之气与临床不相符时，则有时候会用上一年或下一年的运气等。一组干支运气有七个变量，那上述这么多组干支，会有多少变量可供我们选择呢？

其次，我们分析某一年的运气特点时，要通过五行的生克来分析，以上每一组干支运气的七个变量分属于五行——金木水火土——中的几个或全部，而且部分变量中还要再分其太过、不及、平气等。由于变量众多，因此在分析结果时就会有很多种选项。最终选择哪一组呢？这都为事后进行选择性解读提供了机会和可能。例如，一个患者出生时（如1974年10月28日）的岁运是土太过，司天是少阳相火，在泉是厥阴风木，主气是阳明燥金，客气是太阳寒水，金木水火土五行俱全，我们该如何分析这个运气呢？可能学者会说，这时候当然要看临床表现，但问题是如果看临床表现就已经知道了金木水火土的变化趋向，我们为什么还要再分析他的出生的干支呢？一位中医医生曾问："患者来就诊，我是用患者就诊时的运气，还是用患者出生时的运气；是用患者第一次发病时的运气，还是用患者病情加重时的运气？"其实应用五运六气的医生常常会说，临床表现和哪个像就用哪个。如果患者的临床表现和出生时干支所推演出来的某一组选项恰巧符合，医者就会用这个运气推算的结果，如果不符合，就会再看就诊时干支，如果都不符合，还会看发病、加重、复发的干支运气，如果都不符合，还有清代缪问注《三因司天方·运气总说》中引张戴人所说：

病如不是当年气，看于何年运气同。便向某年求活法，方知都在至真中，庶乎得运气之意矣。

清代吴达在《医学求是》中亦说：

因病以测岁气，非执岁气以求病。

不要用干支岁气以求病。先看疾病的临床表现是什么样的，符合哪一年的运气就用哪一年的运气，而不是反过来先干支推演。其实运气七篇之一的《五运行大论》中也说："天地阴阳者，不以数推，以象之谓也。"天地阴阳不以数推，疾病阴阳更是如此。2019年末到2022年末，新冠病毒疫情在全球流行三年，更是难以用其中某一年的五运六气来概括和预测。这三年新冠病毒感染的临床表现有共同和一致的规律，并不随干支年的变化而变化。

下面列举笔者的一个医案，供大家分析。

李某某，女，1956年4月10日出生，于2018年2月就诊。患者原有心房颤动、高血压、冠心病、高脂血症等。我虽然是心血管科医生，但这名患者却是来找我治疗紫癜的。患者患紫癜十余年，治疗效果一直不佳，最近1个月加重。患者由朋友介绍，说中医不分科，就来找我就诊。当时是我的学生跟我出诊，她根据2018年的运气以及临床表现建议我用静顺汤，我觉得可以，就开了静顺汤原方，还根据初之气，去掉了附子加了枸杞子，即：

茯苓15g，木瓜12g，牛膝12g，防风10g，诃子6g，
枸杞子12g，干姜3g，炙甘草6g（14剂）

患者应用此方后效果非常好，14剂药后紫癜消散大半，后继续用此方达3个多月，效果不错，但紫癜没有彻底消除。后来患者因为路途太远，转在家附近的血液科中医专家就诊一年，却越治疗越重。到了2019年，又找到我，我尝试用2019年的运气方——敷和汤、白术厚朴汤，均无效，甚或加重。无奈，又用回静顺汤，甚至还是加枸杞

子的原方，仍然非常有效。患者断断续续用了近一年静顺汤，紫癜基本消失，但是药停一段时间病情又复发，但复发很轻。2019年末到2020年5月，因为新冠病毒疫情患者没来。2020年5月24日就诊，此时患者紫癜又加重，我尝试用2020年的运气方——正阳汤、牛膝木瓜汤均无效，甚或加重。又根据患者出生年月日，应用黄连茯苓汤、升明汤，均无效，于是又用回静顺汤，又有效。因为疫情原因，患者就诊不方便，所以干脆这个静顺汤一直到2021年3月。2021年4月复诊，患者告知紫癜基本消失，至2023年未再复发。这个患者用了3年的静顺汤，这让我重新反思我们到底依据什么应用运气方？

中医推演理论

与运气理论相似的,以日期或日数推算为基础的中医疾病理论在中医经典中并不少见,最典型就是《素问》《灵枢》和《伤寒论》,如《伤寒论》的六经传变:

发于阳,七日愈;发于阴,六日愈。以阳数七,阴数六故也。
伤寒一日,太阳受之。
伤寒二三日,阳明、少阳证不见者,为不传也。
风家,表解而不了了者,十二日愈。

《伤寒论》的六经传变与《素问·热论篇》一脉相承:

伤寒一日,巨阳受之,故头项痛腰脊强。二日阳明受之,阳明主肉,其脉侠鼻络于目,故身热目疼而鼻干,不得卧也。三日少阳受之,少阳主胆,其脉循胁络于耳,故胸胁痛而耳聋。三阳经络皆受其病,而未入于藏者,故可汗而已。四日太阴受之,太阴脉布胃中络于嗌,故腹满而嗌干。五日少阴受之,少阴脉贯肾络于肺,系舌本,故口燥舌干而渴。六日厥阴受之,厥阴脉循阴器而络于肝,故烦满而囊缩。三阴三阳,五藏六府皆受病,荣卫不行,五藏不通则死矣。

《伤寒论·伤寒例》中亦云：

尺寸俱浮者，太阳受病也，当一二日发。以其脉上连风府，故头项痛，腰脊强。

尺寸俱长者，阳明受病也，当二三日发。以其脉夹鼻络于目，故身热目疼鼻干，不得卧。

尺寸俱弦者，少阳受病也，当三四日发。以其脉循胁，络于耳，故胸胁痛而耳聋。此三经皆受病，未入于腑者，可汗而已。

尺寸俱沉细者，太阴受病也，当四五日发。以其脉布胃中，络于嗌，故腹满而嗌干。

尺寸俱沉者，少阴受病也，当五六日发。以其脉贯肾，络于肺，系舌本，故口燥舌干而渴。

尺寸俱微缓者，厥阴受病也，当六七日发。以其脉循阴器，络于肝，故烦满而囊缩。

与五运六气理论一样，它们都是基于日期、日数的推演，我们不妨称之为中医推演理论。中医推演理论在《黄帝内经》中还有不少，如《灵枢·病传第四十二》中说：

黄帝曰：大气入藏，奈何？

岐伯曰：病先发于心，一日而之肺，三日而之肝，五日而之脾，三日不已，死，冬夜半，夏日中。

病先发于肺，三日而之肝，一日而之脾，五日而之胃，十日不已，死，冬日入，夏日出。

病先发于肝，三日而之脾，五日而之胃，三日而之肾，三日不已，死，冬日入，夏蚤食。

病先发于脾，一日而之胃，二日而之肾，三日而之膂膀胱，十日不已，死，冬人定，夏晏食。

病先发于胃，五日而之肾，三日而之膂膀胱，五日而上之心，二日不已，死，冬夜半，夏日昳。

病先发于肾，三日而之膂膀胱，三日而上之心，三日而之小肠，三日不已，死，冬大晨，夏早晡。

病先发于膀胱，五日而之肾，一日而之小肠，一日而之心，二日不已，死，冬鸡鸣，夏下晡。

诸病以次相传，如是者，皆有死期，不可刺也，间一藏及二三四藏者，乃可刺也。

这种中医推演理论在临床上真的是可以实现的吗？"风家，表解而不了了者，十二日愈"，真的会十二日愈吗？若如此，《伤寒论》也不用写这么复杂了，按照日期推算就知道什么是太阳病，什么是少阴病，张仲景也不会说"观其脉症，知犯何逆，随证治之"了。但为什么张仲景还要写这些呢？其实这源于我们对五运六气等中医推演理论的误解。

首先，疾病的发生常常是多种因素产生的，如气候因素、体质因素、情志因素、饮食因素等。某种疾病的发生常常不是单一因素所致，往往是复合的甚至复杂的因素混在一起。但我们研究疾病，一般是一个因素一个因素去研究，如研究外感疾病等。而中医推演理论，如五运六气、六经传变等，均是研究疾病发生的单一因素的理论。从单因素研究上看，无论是五运六气，还是六经传变，都是非常重要且有价值的。运气学说研究了五运六气这一因素对人体的影响，由此建立了关于气候和疾病的"理想模型"，但这是单一因素的模型，即只有五运六气一种因素，显然运气七篇意在阐述这个单一因素的理想模型。这是一个几乎没有其他因素干扰的理想模型，《黄帝内经》《伤寒论》的六经传变也是单一因素的理想模型。虽然疾病的发生往往是多因素的，但单一因素的研究也是有价值且必要的，就像物理学定律："如果没有摩擦力和其他外力的作用，物体将保持匀速直线运动或静止。"现实中当然不存在完全没有摩擦力和其他外力作用的情况，它摒除了所有其他因素的干扰来谈规律，但我们不能说这个物理定律没有意义，何况运气学说、六经传变学说是有现实意义的，是可能在现实中实际发生的。

实际上，无论是《黄帝内经》还是《伤寒论》早就知道这些，如《素问·热论篇》中云："其不两感于寒者，七日巨阳病衰，头痛少愈；八日阳明病衰，身热少愈……"《伤寒论·伤寒例》中云："其不两感于寒，更不传经，不加异气者，至七日太阳病衰，头痛少愈也。八日阳明病衰……"意思是说，既没有两感，也没有异气，也没有传经等，没有其他因素的加入，只考虑单一因素，则会出现七日巨阳病衰，八日阳明病衰等。

但如何处理临床上的多因素混杂问题呢？张仲景为我们做出了典范。《伤寒论》中既说了"伤寒一日，太阳受之"，也说了"伤寒二三日，阳明、少阳证不见者，为不传也"；既说了"伤寒三日，三阳为尽，三阴当受邪"，也说了"其人反能食而不呕，此为三阴不受邪也"；既说了"风家，表解而不了了者，十二日愈"，也说了"伤寒十三日不解，胸胁满而呕，日晡所发潮热，已而微利，此本柴胡证"。因此当只有单一因素时，这种传变规律是正确的，当有复杂因素时，张仲景给我们的方法就是"观其脉症，知犯何逆，随证治之"，对运气理论的认识和应用亦应如此。这也解释了为什么运气学说在临床应用中有时候很有效，有时候无效。当疾病的发生只有运气一个因素或者运气因素是主要矛盾的时候，应用运气理论就有效，中医推演理论也是如此。因此不在于运气学说本身，而在于我们的认识，因为运气七篇的运气理论是在建立一个只与运气因素有关的疾病和气候的理想模型。

天地人三才病因

疾病的发生，常常涉及天地人三个因素，其治法被称为三因制宜。三才即天、地、人，疾病的发生常常是天地人三大因素的作用结果。天的因素，如五运六气、二十四节气、气候等；地的因素，如下所述。

黄帝问曰：医之治病也，一病而治各不同，皆愈何也？

岐伯对曰：地势使然也。故东方之域，天地之所始生也，鱼盐之地，海滨傍水，其民食鱼而嗜咸，皆安其处，美其食，鱼者使人热中，盐者胜血，故其民皆黑色疏理，其病皆为痈疡，其治宜砭石，故砭石者，亦从东方来。

西方者，金玉之域，沙石之处，天地之所收引也，其民陵居而多风，水土刚强，其民不衣而褐荐，其民华食而脂肥，故邪不能伤其形体，其病生于内，其治宜毒药，故毒药者，亦从西方来。

北方者，天地所闭藏之域也，其地高陵居，风寒冰冽，其民乐野处而乳食，藏寒生满病，其治宜灸焫，故灸焫者，亦从北方来。

——《素问·异法方宜论篇第十二》

这就是地理因素对疾病的影响。

人的因素，如情志、饮食，甚至风俗习惯、卫生习惯、遗传等。甚至还包括了医源性的误治等。人体的疾病如此，气候变化也如此，运气七篇里根据天干地支推算，详细描述了气候的变化，但某一地区的气候或天气变化除了运气因素，显然还和地理因素密切相关，如平原、山区、高原、水泽、海洋、森林等，更不用说人类活动产生的温室效应等，这些都是干支推算的五运六气难以涵盖的。

疾病的发生常常是天、地、人三类因素产生的结果，当然有时候某一个因素是主要因素，当某个患者的疾病，其运气因素是主要因素时，应用运气理论就会有效。其实人体气机的变化最终是所有因素的综合，但运气理论是否仅仅是在运气因素作为主要因素时才有价值呢？那还是小看了运气理论，这也就是笔者为什么要提出"人体运气学说"。

人体的五运六气

中国古人认为人体是个小天地，《素问·阴阳应象大论》云：

天气通于肺，地气通于嗌，风气通于肝，雷气通于心，谷气通于脾，雨气通于肾。六经为川，肠胃为海，九窍为水注之气。以天地为之阴阳，阳之汗，以天地之雨名之；阳之气，以天地之疾风名之。暴气象雷，逆气象阳。

天地间有五运六气，那么人体这个小天地是不是也有一个五运六气呢？人体以五藏为核心，有金木水火土，即生长化收藏五气，五气之太过、不及、平气不就是人体的五运吗？人体也有六气，即内风、内寒、内暑、内湿、内燥、内火，人体的三阴三阳对应之。那么人体五运六气的运行规律是不是可以仿照、运用、借鉴天地五运六气的运行规律呢？《素问·气交变大论》云：

岁火不及，寒乃大行，长政不用……民病胸中痛，胁支满，两胁痛，膺背肩胛间及两臂内痛，郁冒蒙昧，心痛暴瘖，胸腹大，胁下与腰背相引而痛，甚则屈不能伸，髋髀如别。

岁木太过，风气流行，脾土受邪。民病飧泄，食减，体重，烦冤，肠鸣腹支满，上应岁星。甚则忽忽善怒，眩冒巅疾。

由干支推算我们知道某一年是火运不及或木运太过，由此我们知道了这一年的疾病特点，但反过来，我们通过患者的疾病特点（如上），也可以反推其病机是火运不及或木运太过，而不必通过干支计算。实际上外运气影响了人体，在人体内形成了和外运气一致的气化格局，才会出现这样的人体表现，而这个人体内的内运气格局我们称之为人体运气或人体内运气。而当不止外运气一个因素影响人体时，人体的内运气的格局是包括外运气在内的、最终三才病因或所有病因所致病机的总和，它们一起最终形成了人体的内运气，而这就是人体运气学，它不是只有外运气单一因素，而是以人体为中心，在人体是个小天地的前提下，构造了人体的内运气。而临床把握人体内运气的方法就是疾病之象，而不是干支计算，即"不以数推，以象之谓也"。其实运气七篇已经构建了疾病之象与内在五运六气的关系，如《素问·至真要大论》的病机十九条：

诸风掉眩，皆属于肝。诸寒收引，皆属于肾。诸气膹郁，皆属于肺。诸湿肿满，皆属于脾。诸热瞀瘛，皆属于火。诸痛痒疮，皆属于心。诸厥固泄，皆属于下。诸痿喘呕，皆属于上。诸禁鼓慄，如丧神守，皆属于火。诸痉项强，皆属于湿。诸逆冲上，皆属于火。诸胀腹大，皆属于热。诸躁狂越，皆属于火。诸暴强直，皆属于风。诸病有声，鼓之如鼓，皆属于热。诸病胕肿，痛酸惊骇，皆属于火。诸转反戾，水液浑浊，皆属于热。诸病水液，澄澈清冷，皆属于寒。诸呕吐酸，暴注下迫，皆属于热。

这里的心肝脾肺肾即五藏之五运，而这里所说的风寒热湿燥火，即人体内在的六气，而这里的上下则是人体的司天、在泉。病机十九条说的就是人体的五运六气。本质上五运六气之间的关系和变化，就是五行的生克，而人体的疾病变化也是五行生克的结果，所以二者可以共通。今天的中医已经失去了用五行理论认识和治疗疾病的能力，而运气理论是以五行理论认识和治疗疾病的典范，它大大丰富了五行生克的内容，不但有五行生克，还有承、制、胜、复、太过、不及、平气，最重要的还有主客加临，上下（司天、在泉），这些都使得五行生克更深入、更精细，运气理论还为这种细致而丰富的五行关系提供了 30 或 60 个病理生理模型，以及治则治法，而这才是五运六气理论的核心价值。治则治法举例如下：

司天之气，风淫所胜，平以辛凉，佐以苦甘，以甘缓之，以酸泻之。
诸气在泉，风淫于内，治以辛凉，佐以苦，以甘缓之，以辛散之。
热司于地，寒反胜之，治以甘热，佐以苦辛，以咸平之。
湿化于天，热反胜之，治以苦寒，佐以苦酸。
少阳之胜，治以辛寒，佐以甘咸，以甘泻之。
太阳之复，治以咸热，佐以甘辛，以苦坚之。
金位之主，其泻以辛，其补以酸。
厥阴之客，以辛补之，以酸泻之，以甘缓之。

而《三因司天方》又为我们提供了有效的方剂。

以干支为基础的运气理论（我们称之为外运气）建立了 30 或 60 个疾病表现和病机的范本，为人体的运气（我们称之为内运气）变化提供了模型，有这个范本，我们只需根据临床之象，辨其规律，其"象"表现为哪一个干支纪年下的运气格局，即可以参考此格局作为人体气机变化的格局，这就是人体的五运六气格局。这才是古代运气医家所说的：

病如不是当年气，看与何年运气同。便向某年求活法，方知都在至真中，庶乎得运气之意矣。

清代医家吴达说："因病以测岁气"，而非"执岁气以求病"。"因病"即根据疾病的临床表现，"以测岁气"，本质上，这是人体的"岁气"了。

外运气需要通过干支纪年来确立，当有其他因素混杂的时候，单靠干支纪年的运气分析就不全面了，而人体的内运气是人体中所有因素的总合，将其归为人体的五运六气。"看与何年运气同"，通过患者的临床表现推断出人体内的运气格局，再看其与哪一干支纪年的运气格局相同，"便向某年求活法"，便用那一年运气格局对应的治则治法治疗疾病。那一年的运气格局和规律为我们研究相同或相似的人体内运气提供了范本和模型。"庶乎得运气之意矣"，这才是研究五运六气学说最重要的价值。

将基于干支推演的运气运行规律和相应的治疗方法应用于人体的五运六气之中，为人体的疾病治疗提供规律性的认识和治疗方法，这就是人体运气学。《周易》建立了64卦，384爻，为天地人文的运行变化提供了模型和范本，而五运六气学说也为人体建立了30、60，乃至180、360个病理生理模型，所以说运气学说是中医里的《周易》。即如《伤寒论·序》所云："虽未能尽愈诸病，庶可以见病知源，若能寻余所集，思过半矣。"

运气七篇通过干支推算确定五运六气格局，然后以此推导出人体疾病的临床表现。而人体运气学则是反其道而行之，根据人体的疾病表现反推人体内运气的变化，从而明晓其病机，确立治则治法。天地自然有五运六气——外运气，人体作为一个小天地，也有五运六气——内运气，天人相应、内外相应，因此外运气的运气格局和规律就为人体内运气的运气格局和规律提供了范式。所以，运气学说的价值更在于研究这种范式的规律以及解决方案，并将其应用于人体。陈无择的《五运时气民病证治十方》和《六气时气民病证治六方》所载的十六方，为此做了十六个治疗典范。

总之，研究五运六气最重要的不是它的推算而是其理。天人相应，天地的五运六气对应了人体的五运六气，于是天地五运六气之理也就可以对应人体五运六气之理。人体的五运六气涵盖了人体所有的因素，当然也包括了天地运气对人体的影响。研究了每一个干支下的运气格局，为人体内运气的变化建立了模型。"不以数推，以象之谓也"，不计较于干支推算，以人体运气之象应之，观其象以明其病机，病机定而法生，法生而方药成，此人体运气之道。

寸关尺定位法

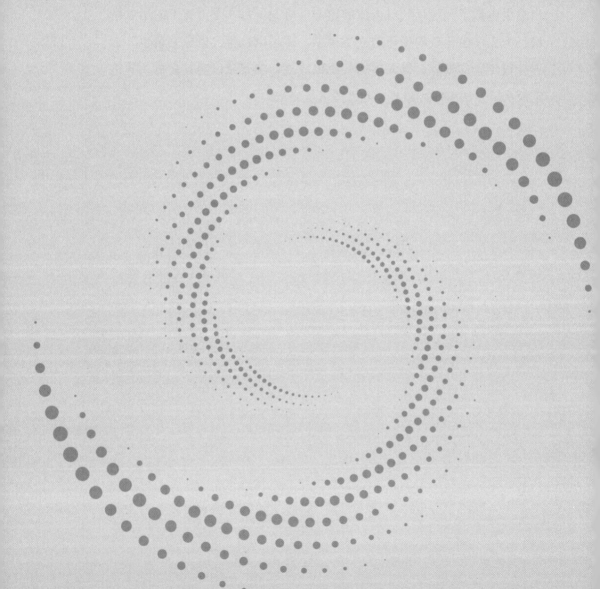

寸关尺的真实定位

脉诊寸关尺的定位并非一个简单的问题,根据中医诊断学教科书,寸关尺定位首先定关位,其位置"通常以腕后高骨(桡骨茎突)为标记,其内侧的部分为关"[1]。我们知道高骨鼓起的部分是有一定宽度的,如果以这个宽度作为整个关脉的部位而布中指,然后再顺序布食指(对应寸脉)、无名指(对应尺脉),会有个问题,即当医生定好患者的关位以后,医生以中指放在关位,常常食指的一部分已经在鱼际上了,如果医生的手指粗一些,患者的手臂短一些,医生的食指可能会大部分放在鱼际上了。即使是以患者自己的食指和中指这样定位,依然会出现此问题。那真正的寸关尺的位置应该是怎么确定的?高骨定关的说法是怎么来的?高骨定关的"关"到底指的是什么?

宋代朱熹在给宋代医家郭雍的《伤寒补亡论》做书跋时云:

> 至于德用(注:宋代医家丁德用)之法,则予窃意诊者之指有肥瘠,病者之臂有长短,以是相求,或未得为定论也,盖尝细考经之所以分寸尺者,皆自关而前却,以距乎鱼际尺泽,是则所谓关者,必有一定之处,亦若鱼际尺泽之可以外见而先识也,然今诸书皆

---

[1] 李灿东.中医诊断学(全国中医药行业高等教育"十三五"规划教材)[M].10版.北京:中国中医药出版社,2016.

无的然之论。

——朱子跋郭长阳医书《伤寒补亡论》

可见那时关于寸关尺如何定位"皆无的然之论"。那么今天大家熟知的高骨定关来自哪里呢？到底对不对呢？

首先，我们知道独取寸口以及分寸关尺的创立者或者最早的文献是《难经》：

脉有尺寸，何谓也？然：尺寸者，脉之大要会也。从关至尺是尺内，阴之所治也；从关至鱼际是寸口内，阳之所治也。故分寸为尺，分尺为寸。故阴得尺内一寸，阳得寸内九分。尺寸终始，一寸九分，故曰尺寸也。

——《难经·二难》

这里虽然提到寸关尺，但对寸口脉的命名却是"脉有尺寸"而非脉有寸关尺。从关至尺是尺内，阴之所治，其中取一寸，即阴得尺内一寸。从关至鱼际是寸口，阳之所治，其中取九分，即阳得寸内九分，尺寸终始，一寸九分，故曰尺寸。这里虽然提到了关，但寸为九分，尺为一寸，二者一共一寸九分，显然关没有独立的位置和长度，而只是一个寸尺的分界而已。《难经·三难》也证明了这一点：

关之前者，阳之动也，脉当见九分而浮……关之后者，阴之动也，脉当见一寸而沉。

——《难经·三难》

隋代杨上善云："依秦越人，寸口为阳，得地九分，尺部为阴，得地一寸，尺寸终始一寸九分，亦无关地。"戴启宗《脉诀刊误》引索氏注云：

"盖扁鹊假设关位而寓于尺寸之交,以为三部也。其实只有尺寸而已。"但是《难经》中的另一个表达又说关是有一定独立长度的:

曰:脉有三部,部有四经,手有太阴、阳明,足有太阳、少阴,为上下部,何谓也?

然:手太阴、阳明金也,足少阴、太阳水也,金生水,水流下行而不能上,故在下部也。足厥阴、少阳木也,生手太阳、少阴火,火炎上行而不能下,故为上部。手心主、少阳火,生足太阴、阳明土,土主中宫,故在中部也。此皆五行子母更相生养者也。

脉有三部九候,各何主之?

然:三部者,寸、关、尺也。九候者,浮、中、沉也。

上部法天,主胸上至头之有疾也;中部法人,主膈以下至脐之有疾也;下部法地,主脐以下至足之有疾也。审而刺之者也。

——《难经·十八难》

"三部者,寸、关、尺也",上部为寸,下部为尺,中部即为关。"中部法人,主鬲(膈)以下至脐之有疾也","足太阴、阳明土,土主中宫,故在中部也",显然关作为一部,应该占有一定的长度。

为什么同是《难经》,对寸关尺的表达不一致呢?其实并非不一致,而是侧重之不同,二难侧重脉所对应的人体之阴阳,这时候脉只需要分尺寸——阴阳——即可。但进一步分藏府时,则关脉就成为一部,并且应该占有一定的长度。这两种表达也出现在东汉的《伤寒论》中,如"脉阳浮而阴弱""脉阴阳俱紧",此即阴阳　尺寸　的表达,而"寸脉浮,关上小紧""太阳病,寸缓、关浮、尺弱",则是关脉占有位置的表达。

关于高骨和关脉的关系,我们不妨顺着历史的文献来呈现,其始于晋代王叔和的《脉经》：

> 从鱼际至高骨，却行一寸，其中名曰寸口。从寸至尺，名曰尺泽，故曰尺寸。寸后尺前名曰关，阳出阴入，以关为界。阳出三分，阴入三分，故曰三阴三阳。阳生于尺动于寸，阴生于寸动于尺。寸主射上焦，出头及皮毛竟手。关主射中焦，腹及腰。尺主射下焦，少腹至足。
>
> ——《脉经卷一·分别三关境界脉候所主第三》

这是中医文献第一次提到高骨，也第一次提到了关的宽度，但未提高骨定关。但显然关和高骨有个共同点，即皆在寸尺之间。即便如此，《脉经》并未提到高骨即关，但却精准地定义了关的位置和长度："寸后尺前名曰关，阳出阴入，以关为界。阳出三分，阴入三分，故曰三阴三阳。"寸为阳，其为九分，取其最末之三分，即阳出三分。尺为阴，其为一寸，取其最前面的三分，即阴入三分，如此为关。那么高骨也在寸尺之间，它和关有什么关系呢？

首先，文献中提到的一寸九分，显然指的是患者的同身寸。那么是否可以通过测量同身寸的方法确立寸关尺的长度和部位呢？这里有两个难度：第一，同身寸的一寸是多少？在中医尤其是针灸中，一寸有许多不同的标准，如拇指法、中指指节法、一夫法、固定寸尺法（如肘横纹至腕横纹固定 12 寸法）等，甚至有可能寸口脉有自己的尺寸定义。因此它们所测出来的一寸都是有差异的，而《难经》《脉经》时代用的哪一种方法并不清楚。第二个困难是寸口脉测量的终点、起点不清晰，如鱼际指的是鱼际何处？鱼际下又指的是多下？有以腕横纹、肘横纹为终点、起点，如《备急千金要方》：

> 何谓三部脉？答曰：寸关尺也。凡人修短不同，其形各异，有尺寸

分三关之法，从肘腕中横纹，至掌鱼际后纹，却而十分之，而人取九分，是谓尺；从鱼际后纹却还度取十分之一，则是寸；寸分之而入取九分之中，则寸口也，此处其骨自高。故云阴得尺内有寸，阳得寸内九分。

——《备急千金要方·卷二十八·平脉大法第一》

但腕横纹有第一腕横纹、第二腕横纹，仍然有很大差距，肘横纹也有不止一条。而且实际测量中，手腕和手臂平直抑或手腕垂下（或称外展），测量差距较大。"从鱼际至高骨，却行一寸"，一般认为鱼际是指大鱼际，高骨是桡骨茎突，而桡骨茎突是有一定长度的，据后人考察"高骨是桡骨下端外侧的骨缘突起处。该缘向上与桡骨体前缘相续，向下与茎突前缘相续……测得高骨从上端到下端的长度平均为14.5mm（11~17mm）"[2]。以手摸高骨就会发现，高骨有起点、中点、终点。

我们再看高骨定关，其可能最早源于托名王叔和、疑似六朝或五代时期的高阳生的《脉诀》，戴启宗在《脉诀刊误集解》中原文引用：

掌后高骨号为关，骨下关脉形宛然。

——《脉诀刊误集解》

再后就是宋代崔嘉彦（公元1111年—1191年）的《崔氏脉诀》，《濒湖脉学》引述云：

初持脉时，令仰其掌，掌后高骨，是谓关上，关前为阳，关后为阴。

——《濒湖脉学》

---

[2] 杨昌煜.寸关尺脉与桡动脉下段的解剖关系[J].贵阳中医学院学报,1994,16（1）：62-63.

高骨是有一定长度的，其突出的部分类似半球形，它有起点（掌侧端）、最高点、终点（肘端）。两个文献并未明言关脉和高骨起点、中点、终点的关系，但教科书想当然地认为关脉覆盖整个高骨，即从高骨的起点到终点。但这样认为对吗？有依据吗？

为了确定这个问题，我们不妨再次顺着历史文献进行梳理。关于寸关尺的定位，宋代的《太平圣惠方》第一次以官方名义明确了寸关尺的部位和布指之法。《太平圣惠方》是我国现存最早的官修医学方书著作，宋太平兴国三年（公元978年）翰林医官使王怀隐等奉诏编纂此书，淳化三年（公元992年）书成，宋太宗御制序，由国子监刊刻行世，宋太宗下诏颁行天下。该书是宋朝历史上第一部大型官修医学方书著作，也是中国医学史上现存最早的、完整的官修医学方书著作。《太平圣惠方》云：

> 今则以鱼际骨下为寸口，位占九分，更下行一寸为尺部，合成一寸九分，中间为关部，以安三指。此之所定寸关尺，盖依《黄帝》《难经》，永为楷式，不可改移。
>
> ——《太平圣惠方·分寸关尺三部脉位法》

此处第一次清晰地描述了寸口脉的起点，即"鱼际骨下"，这个标志十分清晰，即在掌骨桡侧的最下端，其下即为桡动脉。这完全避免了腕横纹、鱼际等的模糊描述。找到了起点，然后顺序以食指、中指、无名指布指，其覆盖的长度应该就是寸口脉的长度。当然，这必须以患者自己的食指、中指、无名指顺序布指，如此才能得到患者脉口的一寸九分，这样也不必纠结于同身寸以及寸口脉应该用哪一种同身寸了。而由此布指，若以中指为关脉的位置的话，经实际测量，关脉的起点恰恰过了高骨的最高点，在高骨最高点之后，如此高骨的最高点则在寸关之间。这和以覆盖整个高骨的高骨定关相比，相差半个手指。这种测量方法我们称之为方法 A。

从另一个角度，结合《脉经》对关脉的定义："寸后尺前名曰关，阳出阴入，以关为界。阳出三分，阴入三分，故曰三阴三阳"，以患者自己的手指为标准，中指切关脉，其宽度应该是六分。知道了六分是多少，也就知道了九分应该是多长。寸口脉的起点是掌骨后，从掌骨的最末端，沿桡动脉向肘的方向推进九分，即只分阴阳的尺寸的分界点。经实际测量此点约在高骨的肘侧终点。以此点为中心，向掌侧三分，再向肘侧三分，则整个中指所在的位置即为关部。此测量和教科书的高骨定关相比较，同样也向肘侧大约延后了半指。这种测量方法我们称之为方法 B。

教科书中的高骨定关，关脉覆盖整个高骨，因高骨最高点在整个关部中央，因此高骨最高点就成为九分之寸和一寸尺的分界点，如果以此为寸尺的分界，向掌侧推进九分，就会推到患者鱼际之上，就会出现我们在本节开头所说的情况（这还是以患者自己的手指为标准而不是医生的手指宽度为标准），这显然是不合理的。高骨定关的提法本身并没有错，而错在对高骨定关的认识。

方法 A 源自《太平圣惠方》，其云"以安三指"，并未言是否三指紧挨着，即密排，假设以掌骨末端为起点三指密排，称密排法。方法 B 则以掌骨末端向肘端延展九分，称九分法，那么这两个计算方法相比，差两分，即密排法所呈现的寸加关的长度，相较九分法的寸加关的长度短两分，即九分法的三指并非密排，这让我们想起《脉经》的另一个重要的论述：

"脉法赞"云：肝心出左，脾肺出右，肾与命门，俱出尺部。魂、魄、谷、神，皆见寸口。关前一分，人命之主，左为人迎，右为气口。

神门决断，两在关后。

——《脉经·两手六脉所主五脏六腑阴阳顺逆第七》

关于"关前一分"，清代叶霖曰：

> 寸、关、尺三部各得六分。其一分则关前阴阳之界，以候人迎胃府之气，余则候气口肺藏之气。叔和《脉经》所云，关前一分，人命之主者是也。（注：一寸九分减去三个六分，余一分，即关前一分）
> ——《脉说》

清代沈金鳌曰：

> 关前一分者，乃是关部上之前一分，非言关部之前、寸部上之一分也，切勿误认，气口同。
> ——《脉象统类·附载人迎气口脉法》

而这一分恰恰弥补了密排法和九分法的长度差距。食指和中指之间分开一分，形成关前一分，而这个关前一分恰恰在高骨的最高点。如此，寸之九分，除去关脉的三分，再除去关前的一分，剩下五分，即寸为五分，关为六分。一般而言，食指的指腹宽度相较中指和无名指稍短一些，显然，关前一分在寸关之间最为合理。若以藏府分之，寸为心肺，关为肝脾，关前一分，应为胸腔和腹腔的分界，即膈的位置，正如《脉经》所言：

> 中部法人，主膈以下至脐之有疾也。

中部应该包含了关和关前一分。

综上所述，寸口脉的起点在掌骨桡侧最末端，以此排食指中指，食指和中指之间分开一分，以患者自身的手指定义，此时食指和中指之间的间隔恰恰在高骨的最高点，然后密排无名指，无名指所在为尺脉。如此，寸关尺的尺寸则是：寸五分，关六分，尺七分，寸关之间一分。但又有《难经集注》引宋代医家丁德用云：

左手……关前一分者，人迎之位也，关后一分，神门之位也。右手……关前一分者，气口之位也，关后一分，神门之位也。

关尺之间到底有没有这一分？我们从《金匮要略》中得到了答案：

寸口，积在胸中；微出寸口，积在喉中；关上，积在脐旁；上关上，积在心下；微下关，积在少腹。尺中，积在气冲。

上关上，即寸关之间，即关前一分之人迎寸口，心下即膈。微下关，即关尺之间，既名"微"显然，部位微小，应该就是关后一分。其实我们知道中指和无名指的宽度应该差不多，而尺占七分，比中指的关脉多一分，若关尺之间留出一分，则三指的布指就合理了。

以上是以患者自身的手指为自己诊脉所测的寸关尺的长度和位置，找到相应的规律以后，我们也就知道了若以医生的手指为患者诊寸口脉，应该如何定位和布指：首先找到高骨，将食指放在高骨顶端的掌侧，中指放在高骨顶端的肘侧，食指、中指各自放在高骨顶端两侧的坡上，两指自然分开，高骨顶端夹在两指之间。高骨的大小宽度一般和身高成正比，这样的分法自然符合患者的同身寸。这时食指、中指之间有个距离，而后无名指和中指之间的距离与此相等，如此放置无名指。三指微曲，将指腹放在桡动脉上即可。

脉诊的三维定位

我们知道桡动脉是个三维立体的脉管，寸关尺只是脉的前后（轴向）定位，而《脉经》所言三部九候的九候则是脉的深度定位：

三部者，寸、关、尺也；九候者，浮、中、沉也。

浮、中、沉是脉的深度或称高度。脉是三维立体的，除了长和高，还有脉的宽度，这一维度《黄帝内经》记载之：

推而外之，内而不外，有心腹积也；推而内之，外而不内，身有热也。

——《素问·脉要精微论》

此内外即脉的桡侧和尺侧，有内外即有中，即内外中。因此，脉的三维定位：长——寸、关、尺，宽——内、外、中，高——浮、中、沉。但脉的高度不仅是浮、中、沉，而是可以无限细分的。

学生医案

之所以选择学生医案，是想说明本书的思想和方法是可学的，而且对于有一定基础的同学，也是容易学的，但其中有个关键点就是脉诊，但脉诊恐怕要单独写一本书了，况且脉诊更需要言传身教，要在具体的临床实践中予以指导才能较好掌握，所以本书关于脉诊未做系统阐述。

张萍医案

1. 股骨头坏死疼痛案

张某，男，55岁，2013年12月10日就诊于家中。主诉：右腿疼痛1年余。患者1年前无明显诱因出现右腿疼痛，尤其右腹股沟处疼痛明显，就诊于河南省沁阳市某医院，行右髋关节MRI示：右股骨头坏死。患者经多种方法（针灸、中药、理疗等）治疗，效果不佳。我因休假在老家，为求诊治至患者家中就诊。就诊时症见：右髋关节疼痛，行走需拄拐杖方可，遇寒或变天时疼痛加重，纳食可，夜寐欠佳，夜尿频，5~6次/晚。舌淡胖，苔薄，左脉沉细，右脉沉至骨。

病机分析：患者股骨头坏死疼痛较甚，多方治疗无效，从脉诊分析患者左脉沉细，右脉沉至骨，显然是生长之气不足，所以采取归一饮治疗。

处方：归一饮

制附子6g，干姜9g，炙甘草12g（7剂）

二诊：2013年12月17日复诊，患者服药一周后诉右腿疼痛明显减轻，夜尿减少，纳食可。舌淡胖，苔薄，左脉沉细，右脉略起。

处方：归一饮

制附子6g,干姜9g,炙甘草12g（14剂）

三诊：2013年1月3日复诊，上方继服2周后复诊，患者自行走至家中，诉腿痛已好八成，夜尿1~2次，睡眠好，舌淡红苔薄，左脉细，右脉细弦。

处方：归一饮加减
制附子6g,干姜9g,炙甘草12g,川牛膝10g（21剂）

四诊：2013年1月24日复诊，上方继服3周后复诊，患者诉右腿基本不痛，自觉右腿力气明显增加，双脚热，夜尿不明显，舌淡红苔薄，左脉细已起，右脉细滑。

处方：归一饮
制附子6g,干姜9g,炙甘草12g

嘱上方继服2周后停药。2014年2月春节后电话致电感谢说右腿痛未犯。

按 这是学生张萍的处女作，是第一次用归一饮治疗疾病，而且未用加减，但效如桴鼓。

2.更年期综合征案

董某，女，53岁，2014年12月5日就诊。主诉：烘热汗出怕冷1年余。患者1年前因绝经前后出现烘热汗出，怕冷，目花，腿沉，曾就诊于中医门诊，疗效不佳。经其姐介绍来诊。就诊症见：烘热汗出，怕冷，自觉足如踩冰，乏力，双腿沉困，目花，视物模糊，口干，纳可，小便黄，舌红苔薄，左脉沉滑，右脉弦略沉。

按 患者更年期症状较为典型，从中医分析寒热错杂、上热下寒，既有烘热汗出、小便黄、口干舌红，又有怕冷、足如踩冰。

病机分析：患者左脉沉滑，右脉弦略沉，为典型的生长之气不足，应以归一饮治疗之。此处加川牛膝，是引热下行之意。

处方：归一饮加减

制附子6g, 干姜9g, 炙甘草12g, 川牛膝10g（6剂）

二诊：2014年12月12日复诊，患者诉烘热汗出略减，双腿沉困明显好转，口干，时现口有异味，舌红苔薄，左脉略起，细弦，右脉略滑。

处方：归一饮

制附子6g，干姜9g，炙甘草12g（14剂）

三诊：2014年12月26日复诊，患者诉烘热汗出较前好转，自觉身轻，怕冷较前明显好转，双腿不困，目略干，舌红苔薄，左脉细，右脉细弦。

处方：归一饮加减

制附子6g，干姜9g，炙甘草12g（14剂）

四诊：2015年1月10日复诊，患者烘热汗出次数，较前明显好转，余无不适症状，舌淡苔薄，左脉细已起，右脉细略滑。

处方：归一饮

制附子6g，干姜9g，炙甘草12g（6剂）

五诊：2015年1月16日复诊，患者诉烘热汗出偶有发作，余无不适，自觉目前是这两年身体最轻快的时候，舌淡苔薄，左脉细，右脉细滑。

处方：归一饮

制附子 6g，干姜 9g，炙甘草 12g

上方继服半月，患者电话告之无烘热汗出。

3. 白癜风病案

史某，女，16 岁。2015 年 7 月 31 日就诊于西苑医院。主诉：脐下白斑 3 年。患者 3 年前无明显诱因出现肚脐下方白斑，就诊于北医三院皮肤科，诊断为白癜风。白斑开始面积较小，逐渐扩大，一年前白斑大小约 20cm×20cm 大小，近一年白斑未扩大，白斑上毛发均为白色，无痒痛感。患者经中西医诊治，效果不明显。为求诊治，来我处就诊。就诊症见：肚脐下方，耻骨联合上方白斑，大小约 20cm×20cm，无痒痛感。平素脾气急，纳可，寐可，二便尚调，月经量少，时有痛经，舌尖红苔薄，左脉细弦，右脉尺部沉。

按 白癜风的中医治疗常以活血祛风、补益肝肾、养血疏肝等为主。

病机分析：从脉诊分析，患者左脉细弦，右脉尺部沉，是人体圆运动中生发之气受压，应以归一饮治之，因患者脾气急躁，故少佐郁金以疏肝。

处方：归一饮加减

制附子 6g，干姜 9g，炙甘草 12g，郁金 6g（14 剂）

二诊：2015 年 8 月 14 日复诊，患者诉服药后自觉脾气好转，白天易犯困，夜间睡眠佳，大便通畅，舌淡红苔薄，左脉细弦，右脉略起。

处方：归一饮加减

制附子6g，干姜9g，炙甘草12g，防风6g（14剂）

三诊：2015年8月28日复诊，患者诉皮损面积略缩小，且整体白斑颜色转暗，白斑上部分汗毛转黑，大便欠畅，患者出现轻微的牙龈肿痛、口干，舌淡红苔薄，左脉细，右脉细弦。

处方：归一饮

制附子6g，干姜9g，炙甘草12g，川牛膝10g（14剂）

按 白癜风应该祛风这是辨病论治的思维，二诊受到这一思维的影响故加防风，没有从病机上去分析，这是不对的，故三诊出现牙龈肿痛、口干，三诊意识到这一问题，故予以补救，加川牛膝引火下行。

四诊：2015年9月11日复诊，患者诉汗毛多数颜色变为黑色，余无不适，舌淡红，苔薄，左脉细弦。

处方：归一饮加减

制附子6g，干姜9g，炙甘草12g，川牛膝10g（14剂）

五诊：2015年9月25日复诊，患者诉白斑中有不少正常肤色出现，舌淡红苔薄，左脉细弦，右脉中取略滑。

处方：归一饮

制附子6g，干姜9g，炙甘草12g（14剂）

仍在随诊中。

4. 严重失眠案

张某，女，72岁，2015年1月20日就诊于西苑医院。主诉：失眠 50 余年，加重伴汗出 1 月余。患者自诉自年轻时起，睡眠困难，入睡困难，易醒，每晚基本仅睡 1~3 个小时，患者曾尝试多种安眠药及方法，效果不明显。近 1 个月每晚仅睡 1 小时，伴多汗出，时有心慌心悸，为求诊治来诊。就诊时症见：失眠，入睡困难，易醒，多梦，每晚仅睡 1 个小时，汗出多，动则汗出，口苦，舌红苔薄，左脉细，右脉细弦。

按 患者失眠近 50 余年，每晚基本仅睡 1~3 个小时，十分痛苦，且遍服中药、西药都无效。此处不见病治病，不从病的角度入手，而从人体整体之气入手，从元气入手。

病机分析： 患者左脉细，右脉细弦，为生长之气不足，圆运动偏斜，元气失和，因此以归一饮治疗，加川牛膝引虚火下行，加茯神以治标。

处方：归一饮加减

制附子 6g，干姜 9g，炙甘草 12g，川牛膝 10g，茯神 10g（14 剂）

二诊： 2015 年 2 月 4 日复诊，患者诉睡眠较前明显改善，每晚可睡 4~5 小时，仍汗出多，纳可，大便可，舌红暗苔薄，左脉细，右脉细弦。

处方：归一饮加减

制附子 6g，干姜 9g，炙甘草 12g，川牛膝 10g，桂枝 6g，白芍 6g（21 剂）

按 14 剂睡眠明显改善，患者也很高兴，说明元气逐渐修复，汗出多加桂枝、白芍调和营卫，标本兼治。

三诊： 2015 年 2 月 27 日复诊，患者诉汗出较前明显减少，睡眠可，舌暗红苔薄，左脉细，右脉细弦，弦紧好转。

处方：归一饮

制附子 6g，干姜 9g，炙甘草 12g

上方继服 14 剂。

四诊：2015 年 3 月 13 日复诊，患者诉自觉身轻神清，睡眠基本每晚在 5 小时左右，汗出好转，舌暗苔薄，左脉细，右脉细弦。

处方：归一饮

制附子 6g，干姜 9g，炙甘草 12g（14 剂）

嘱患者服药 14 剂后可停药。

5. 脑血管病后遗症案

曹某某，男，51 岁，2015 年 7 月 25 日就诊于西苑医院。患者右侧肢体活动不利伴感觉障碍 2 个月。患者 2 个月前因脑梗死伴梗死后出血就诊于北京宣武医院，经治疗好转后出院。患者出院后右侧肢体仍活动不利，伴右侧痛、温、触觉消失，为求诊治来西苑医院就诊。就诊时症见：右侧肢体活动不利，伴右侧痛、温、触觉消失，乏力气短，纳可，失眠，大小便正常。检查：患者挂拐进入诊室，右下肢肌力 4 级，浅感觉消失。舌红苔薄腻，左脉细弦，右脉沉细。

按 患者脑梗死伴梗死后出血，肢体活动不利，浅感觉消失，伴气短乏力，既可能是单纯气虚的表现，也可能是痰湿阻滞之象，而这一点是尤其要分别的，因为若是气虚所致可用补阳还五汤，若是痰湿阻滞所致，用甘温之黄芪则助痰湿；当然气虚也会引起痰湿，若如此补气则痰湿也会化，但要分辨清楚，不能但见舌苔腻就是痰湿、但见气短乏力就是气虚，当四诊合参。

病机分析：患者左脉细弦，右脉沉细，左脉、右脉都是生发之气不足之象，并非风阳鼓动阳气不收之象，所以依然是应当扶助生发之气，生发之气修复才能与收藏之气相和于圆心，元气才能去治病。舌苔薄腻，无论是标是本，稍佐以祛痰化湿之品。

处方：归一饮加减

制附子6g，干姜9g，甘草12g，藿香6g（后下），陈皮6g（7剂）

二诊：2015年8月1日复诊，服药1周后复诊，患者诉服药后下嘴唇肿，气短较前改善，乏力减轻，自觉肌力略有增加。舌红暗，苔薄，左脉细弦，右脉略滑大，右手脉大于左手脉，滑大微有虚火之象。

按 右脉略滑大，右手脉大于左手脉，滑大为虚火之象，所以下嘴唇略肿，但总体脉势显示仍是生长之气不足，所以继用归一饮，加川牛膝引火下行。

处方：归一饮加减

制附子6g，干姜9g，炙甘草12g（7剂）

三诊：2015年8月8日复诊，服药后1周患者诉服药1剂后嘴唇肿消，7剂后患者诉自觉言语时略有底气，肌力恢复，已可以脱离拐杖。自觉头脑不清，舌暗，苔薄，左脉细弦有力，右脉起，不沉，略弦。

处方：归一饮加减

制附子6g，干姜9g，炙甘草12g，石菖蒲6g，红花6g（7剂）

按 患者有头脑不清的感觉，拟用石菖蒲、郁金开窍醒神，但考虑到患者血脉瘀滞较重，郁金改为红花，加强活血之力。患者脉已微起，但仍是生长之气不足，故仍用归一饮为主。

四诊：2015年8月15日复诊，患者诉双下肢感觉麻木，触之如窜电感，下肢沉重感消失，行走如常，但仍步行稍缓慢，基本看不出偏瘫步态，但大便欠畅，略干。舌暗苔薄，左脉弦，右脉弦略大。

处方：归一饮加减

制附子6g，干姜9g，炙甘草12g（7剂）

按 患者生长之气渐复，元气开始无为而治病，治疗渐入佳境，患者肢体活动已经逐渐恢复。一般来讲，感觉恢复对于脑梗后遗症患者比较慢，继续用原方，元气治病还要有一段时间。

五诊：2015年8月22日复诊，患者诉右侧肢体感觉逐渐恢复，能有温度觉等，右手略肿胀，舌红苔薄腻，左脉细弦，右脉略滑虚。

处方：归一饮加减

制附子6g，干姜9g，炙甘草12g，茯苓10g

按 感觉开始恢复，随着体内元气得以运行，体内痰湿由里达表，故出现手肿胀。继以归一饮扶助生长之气，加茯苓去水湿。

之后用归一饮调整1月余，2015年9月25日复诊，患者诉感觉基本恢复，无气短乏力，每日步行1万步，无疲劳感，可以自己驾车就诊。

7.卵巢囊肿下腹疼痛案

刘某，女，31岁，2015年4月18日就诊于西苑医院。主诉：左下腹部疼痛半年余，加重1个月。患者半年前无明显诱因出现左下腹疼痛，隐痛，月经前明显，休息或得温痛减，患者就诊于我院妇科，查妇科超声示：左侧卵巢囊肿1.9cm×1.3cm。此后患者间断服用妇科中药治疗（以活血化瘀、补肝肾为主），左下腹疼痛在服药期间缓解，停药后反复。1个月前因月经期着凉后出现左下腹疼痛加重，为求进一步诊治来我处就诊。就诊时诉左下腹疼痛，着凉后腹泻，大便平素不成形，腰痛，口干时有口苦，外阴瘙痒，白带多，月经已结束，平素月经量少。就诊时左脉沉细，尺脉更甚，右脉沉弦，尺部略紧，舌淡苔薄。

按 患者左下腹疼痛，着凉着风后腹泻，大便平素不成形，加之白带多，为下焦寒湿，左尺脉沉细，右尺部紧也是下焦寒湿之象。所以应以温肾阳、祛下焦寒湿为主。

病机分析：显然是生长之气受到阻滞，无以化合收藏之气，元气运行不利，寒湿无以祛除。故以归一饮为法。

处方：归一饮加减

制附子6g，干姜9g，炙甘草12g（7剂）

二诊：2015年4月25日复诊，服药1周后，左下腹疼痛明显减轻，白带减少，外阴瘙痒消失。舌淡苔薄，左脉略起，右脉细滑关部明显。

处方：归一饮加减

制附子6g，干姜9g，炙甘草12g，炒白术10g（7剂）

按 生长之气渐复，元气逐渐恢复，按其自然规律行事，右脉由沉弦变为滑，说明阳气鼓动，寒湿渐化，加白术以助湿邪之化。

三诊：2015 年 5 月 2 日复诊，服药 1 周后，患者左下腹疼痛消失，白带正常，大便略成形。上方继续服 2 周后，患者诉以前常感头昏蒙不清，记忆力减退，此次服药 1 个月后自觉神清身轻。

8. 术后腰痛案

石某，女，45 岁，2015 年 9 月 11 日就诊于西苑医院。主诉：右腰部隐痛 3 个月。患者 3 个月前行右肾 Muller 囊肿腔镜手术，术后出现右腰部隐痛，怕冷，四末冷，纳食可，睡眠差，入睡困难，易醒，多梦，大便可，月经尚可，已干净。就诊时舌暗红苔薄腻，左脉寸略浮，关尺部沉弦，右脉涩中取略空。

按 一般来讲，手术后疼痛常见瘀血阻滞，但手术也会伤及正气，患者术后疼痛，右脉涩，中取略空，即是既有瘀血又有正气之伤，但患者应该还是有素体之虚，所以还有怕冷，四末冷，可用活血化瘀、补气温通之法。

病机分析：依脉证分析，患者左脉寸略浮，关尺部沉弦，右脉涩中取略空。此为生长之气不足，气血运行不利，故以归一饮治疗。

处方：归一饮加减

制附子 6g，干姜 9g，炙甘草 12g，川牛膝 10g（7 剂）

二诊：2015 年 9 月 18 日复诊，患者服药 1 周后，诉脚底感觉冒热气，腰痛减轻，睡眠较前明显改善。舌暗苔薄，左脉沉细，寸浮消失，右脉细滑。

处方：归一饮加减

制附子 6g，干姜 9g，炙甘草 12g，茯苓 10g（7 剂）

按 生长之气渐复，元气也逐渐得以恢复。继用归一饮治疗，脉滑为痰湿之象，加茯苓10g以化痰湿。

三诊：2015年9月25日复诊，服药1周后患者诉腰痛基本消失，怕冷明显减轻，睡眠可，近几日因工作忙，略感乏力，舌暗苔薄，左脉细略空，右脉细弦。

处方：归一饮加减

制附子6g，干姜9g，炙甘草12g，当归6g（14剂）

按 元气渐复。左脉细略空，左主血，为血虚之象，继用归一饮加当归以养血。

四诊：2015年10月8日复诊，服药2周后，患者诉无不适，自觉精力较前大有好转，舌暗苔薄，左脉沉细，右脉细略弦。

处方：归一饮

制附子6g，干姜9g，炙甘草12g（14剂）

继续服2周停药。

9. 焦虑抑郁案

李某，女，47岁，2015年5月29日就诊于西苑医院。主诉：失眠、怕事，紧张3年，加重伴体重下降半年余。患者2012年8月无明显诱因出现失眠，怕事，易紧张，牙关紧，纳少，胸闷心悸等，就诊于西安市的第四军医大学附属医院，诊断焦虑抑郁状态，给予度洛西汀60mg每天两次、黛力新（氟哌噻吨美利曲辛片）各1片口服，2013年10月回京后一直在北京大学第六医院就诊，调整药物为度洛西汀60mg每天两次，米氮平15mg、黛力新半片、劳拉西泮0.5g晚上一次。

以后逐渐减药，2014年8月停药。2015年3月疾病复发，再次至北京大学第六医院就诊，给予度洛西汀60mg每天两次，黛力新每日1片。患者体重下降，半年体重减轻7.5kg，伴乏力、失眠、牙关发紧等。既往有2型糖尿病，口服二甲双胍0.5g，每天3次。此后患者自觉乏力明显，失眠，几乎整晚不睡，自觉牙关紧、胸闷气短等，为求诊治前来我处就诊。就诊时需其父亲搀扶进入诊室，自诉乏力明显，牙关发紧，失眠，几乎整晚不睡，现口服度洛西汀60mg每天两次，黛力新每天1片，米氮平10mg晚上一次，每晚靠药物仅可睡2~3小时，头脑如灌浆糊，胸闷气短，口干、口黏、口有味，大便偏干，小便黄，面部无泽，且半身汗出，左半身有汗，右半身无汗，右手背湿疹，月经已完。舌淡苔薄腻，左脉沉细无力，右脉细弦。

处方：归一饮加减

附子6g，干姜9g，炙甘草12g，茯神10g，益智仁6g（7剂）

二诊：2015年6月5日复诊，患者自行步入诊室，诉睡眠较前明显改善，乏力减轻，纳食增加，舌红暗苔薄，左脉略起，右脉细弦。

按 患者几乎整晚不睡，自觉牙关紧，胸闷气短，口干、口黏、口有味，有湿疹，应是痰湿阻窍。半身出汗，半身无汗，多为少阳枢机不利，少阳属胆，胆经痰热，故而失眠，治疗上可予柴胡加龙骨牡蛎汤合温胆汤加减，和解少阳，清化痰热。

病机分析：患者左脉沉细无力，右脉细弦，为生长之气不足，生长之气与收藏之气不能相和，人体气化之圆运行不利，痰浊壅阻。

处方：归一饮加减

附子6g，干姜9g，炙甘草12g，川牛膝10g，茯神10g（28剂）

患者服上方1个月后复诊。

三诊：2015年7月6日复诊，患者自己前来就诊，无家属陪同，并且已回归工作，体重增加5斤，乏力不明显，纳食可，二便调，睡眠可，但口干渴，自觉有白黏痰，脑中灌浆糊感基本消失，时有头晕，半身汗出消失，右手湿疹平，舌暗苔薄，左脉细有力，右脉滑略浮。

处方：归一饮加减

附子6g，干姜9g，炙甘草12g，石菖蒲6g，郁金6g（7剂）

四诊：2015年7月13日复诊，患者诉头晕消失，自觉头脑清醒，口干黏痰减少，舌暗苔薄，左脉细，右脉细弦。

处方：归一饮

附子6g，干姜9g，炙甘草12g（28剂）

上方服1个月。无不适停药。

10. 痤疮案

张某，女，24岁，2015年8月14日就诊于西苑医院。主诉：面部痤疮反复1年余。患者1年前无明显诱因出现面部痤疮，红色，自诉部分痘疹内有脓液，部分痘疹硬结，先后至皮肤科内服外治等多种手段治疗，效果不佳，为求诊治来我处就诊。就诊时面部满布痘疹，两颊及额头尤甚，大便欠畅。舌红苔薄，左脉细，右脉细弦。

病机分析：从脉象上分析，患者左脉细，右脉细弦，为生发之气不足，故以归一饮启动生发之机，阴阳相和，元气无为，加荆芥、防风引元气走表，疏风祛湿，故而疗效甚捷。

处方：归一饮加减

制附子 6g，干姜 9g，炙甘草 12g，荆芥 6g，防风 6g（7 剂）

嘱患者可将药渣煮水洗脸（后患者诉她拿第三煎药汁敷面膜。）

按 用煎药汁敷面膜是张萍的发明，疗效很好。

二诊：2015 年 8 月 21 日就诊，患者痤疮大部分已平，自诉服药 2 剂后痘疹自外冒脓水，脓水冒完后疹平，大便仍欠畅。舌红苔薄，左脉细，右脉细弦。上方继服 1 周。

处方：归一饮加减

制附子 6g，干姜 9g，炙甘草 12g，荆芥 6g，防风 6g（7 剂）

仍嘱患者可将药渣煮水洗脸（后患者诉用第三煎药汁敷脸，做面膜用）。

三诊：2015 年 8 月 28 日复诊，患者痤疮已平，两颊部疹子减少，色暗，无硬结及脓液，大便尚可。舌红苔薄，左脉细，右脉细弦。

处方：归一饮

制附子 6g，干姜 9g，炙甘草 12g（28 剂）

此方继续服 1 个月。

四诊：2015 年 9 月 26 日复诊，患者面部仅留痘痕，色淡暗，余无不适主诉。舌淡红苔薄，左脉细，右脉细滑。继服上方 2 周停药。

11. 更年期综合征伴关节痛案

吴某，女，61 岁。2015 年 5 月 22 日就诊于西苑医院。主诉：胸闷气短烘热汗出 3 年，加重 1 个月。患者 3 年前无明显诱因出现胸闷气短，时有心慌心悸，胸闷气短与活动无关，烘热汗出，双脚发凉如踩冰窟，动则汗出，乏力懒言，就诊于我院心血管科，查心电图、冠脉CT造影等检查，均未见异常，后就诊于我院妇科，诊断为更年期综合征。给予坤宝丸、更年安等药物治疗，效果不佳。1个月前因生气后出现上述症状加重，为求诊治来我处就诊。就诊时症见：胸闷气短，烘热汗出，心慌心悸，双下肢及膝关节冷凉，穿棉裤保暖，易汗出，乏力懒言，口干不渴，失眠，入睡困难，多梦，易醒，舌暗有瘀斑，左脉沉细至骨，右脉细弦。

按 此患者除了有更年期综合征还伴有关节痛，而且双下肢寒冷感较重，自诉双脚冰凉如在冰窟，临近6月还在穿棉裤，并伴有动则汗出、乏力懒言等气虚症状，而且病程也有3年之久，似乎应当应用大剂量温通补气之品，若是火神派可能会应用大剂量制附子，甚至会用到川乌、草乌、细辛等药，加之患者伴有动则汗出、乏力懒言等气虚症状，大剂量黄芪、人参也是经常会用到的。

病机分析：患者左脉沉细至骨，右脉细弦，显然是生长之气不足所致。应以归一饮治疗。故此患者虽然阳虚、气虚、阴寒都较重，但我们却不关注疾病，只关注元气的状态，归一饮所用之制附子、干姜其意也不在治病，不在于祛寒温通，所以制附子只用6g，干姜只用9g，也没有用黄芪、人参，这个剂量较之火神派就是小儿科了，因为我们认为治病的不是制附子、干姜，不是人参、白术而是元气。

处方：归一饮加减
制附子6g，干姜9g，炙甘草12g，川牛膝10g（7剂）

按 加川牛膝在于引虚火下行。

二诊：2015年5月29日复诊，患者诉睡眠明显好转，仍胸闷气短，易汗出，下肢仍凉，舌淡暗苔薄白，左脉沉细，右脉细弦。

处方：归一饮加减

制附子6g，干姜9g，炙甘草12g，川牛膝10g，桂枝6g，白芍6g（14剂）

按 加桂枝、白芍取桂枝汤调和营卫之意。

三诊：2015年6月12日复诊，患者诉胸闷气短明显减轻，汗出减少，关节仍怕冷，舌暗红苔薄，左脉略起仍细，右脉沉细。

处方：归一饮

制附子6g，干姜9g，炙甘草12g

此后因其母生病，至外地，继服此方2个月。

四诊：2015年8月7日回京复诊，患者诉近两月无胸闷气短，烘热汗出时犯，频率较前比较可忽略，下肢冰凉略有缓解，但近几日头晕胀，乏力身懒，舌暗苔腻，左脉沉细，右脉濡如泥状。

处方：归一饮加减

制附子6g，干姜9g，炙甘草12g，藿香10g（后下），炒白术6g

按 8月的北京，暑湿正盛，患者舌苔腻，右脉濡如泥状，为暑湿之象，稍加藿香、白术健脾化湿，减轻元气运行的困难，标本兼治，疗效更显。

五诊：2015年8月14日复诊，患者诉头晕胀消，身轻，舌暗苔薄，左脉沉细，右脉沉略滑。

处方：归一饮加减

制附子6g，干姜9g，炙甘草12g，炒白术6g

上方患者自服2个月。

按 右脉沉略滑，仍有痰湿之象，仍用白术健脾化湿。

六诊：2015年10月23日复诊，患者诉双下肢关节及脚发热，怕冷明显减轻，现仅着单裤未觉腿凉。舌暗苔薄，左脉起仍细，右脉细弦。

处方：归一饮加减

制附子6g，干姜9g，炙甘草12g

患者继服此药至12月，诸证悉减。

11. 小儿多动症案

刘某，男，5岁，2015年7月31日就诊于西苑医院。主诉：多动，注意力不集中1年余，加重1个月。患儿的姥姥因头晕胸闷黏痰多就诊我处。就诊完后诉其外孙诊断为小儿多动症1年余，一直服用中药治疗，问是否可以给看看。小儿的病历如下叙述："抽动障碍"1年，服中药后，症状有所减轻，停药后，近半月眨眼、扭鼻、耸鼻。诊断抽动障碍，肝风夹痰。所服用药物多为天麻、钩藤、蝉蜕、龙骨、牡蛎、珍珠母、石菖蒲、远志、伸筋草、酸枣仁、枸杞子之属。其姥姥诉患儿曾多次服用小儿至宝丹及羚羊角胶囊等，病情反反复复。1个月前患儿再次出现上述多动症状，注意力不集中等情况，就诊时舌淡红苔薄，两脉细弦略紧。因患儿正服我院儿科汤药，未给其开处方，只为其姥姥开处归一饮之方。

处方：归一饮

制附子6g，干姜9g，炙甘草12g（7剂）

此方只是嘱咐其姥姥，拿其药渣给外孙泡脚。

二诊：2015年8月7日复诊。1周后其姥姥复诊时，诉患儿多动情况竟然明显改善。后患儿停用一切中药，仅用归一饮泡脚，持续1个月，多动症竟得痊愈。后又随访半年未发作。

按 这个医案是一个意外收获，本来就是顺带着给患儿看看。患儿两脉细弦略紧，生长之气受到抑制，本就是归一饮的适应证，但由于患儿已经在服儿科的汤药，所以只能建议用归一饮药渣泡脚，本来只是认为至少没有坏处，这种外用能起多大作用，开始也不敢肯定，而且归一饮的剂量也较小，煎煮后药渣还能有多少疗效也不好说。但没想到如此外用竟然也可以效如桴鼓，竟无意中开创了归一饮外用一法，这要感谢学生张萍。

12. 听力下降案

陈某，女，20岁，2014年12月26日就诊。主诉：听力下降5年余，加重1周。患者5年前因感冒后出现听力下降，未予重视，此后自觉听力逐渐下降，4年前因听力下降就诊于当地医院，给予佩戴助听器治疗。近1周因着急后出现听力较前下降，为求诊治来诊。就诊时症见：听力下降，佩戴助听器时有听不清楚，无耳鸣，纳可，睡眠差，入睡困难，大便不畅，月经已经结束，舌红苔薄，左脉细，右脉细弦。

处方：归一饮

制附子6g，干姜9g，炙甘草12g（7剂）

二诊：2015年1月3日复诊，患者诉自觉听力略好转，大便畅，睡眠好转，舌红苔薄，左脉细，右脉细弦。

处方：归一饮

制附子 6g，干姜 9g，炙甘草 12g（7 剂）

三诊：2015 年 1 月 9 日复诊，患者诉大便、睡眠明显好转，且白天犯困，听力明显改善，舌红苔薄，左脉细，右脉细滑。

处方：归一饮加减

制附子 6g，干姜 9g，炙甘草 12g，炒白术 10g

按 右脉细滑，为脾湿之象，故加白术健脾化湿，标本兼治。

上方服用 2 周后，患者母亲就诊时代诉听力较前明显改善，大便日行一次，较为通畅，睡眠已经正常。

按 听力下降的原因很多，患者 20 岁，外感后的听力下降，可能是余邪未尽，或外邪入里，肝肾不足所致之耳鸣也不能除外。但从病机分析，不必考虑是外感还是内伤，是表邪还是里虚，从脉象上看，患者左脉细，右脉细弦，为生长之气不足，用归一饮助生长之机，使元气和，以元气无为而治之，故听力很快改善。

13. 小儿湿疹案

姜某，男，11 岁，2014 年 11 月 4 日就诊于西苑医院。主诉：周身湿疹 2 年余。患儿 2 年前无明显诱因出现周身皮疹，皮损处皮肤粗糙，部分有淡黄色液体渗出，皮肤瘙痒。于多家医院皮肤科就诊，反复不愈，为求诊治来我处就诊。就诊时症见：周身皮疹，皮损处皮肤粗糙，局部有淡黄色液体渗出，瘙痒，周身遍布抓痕，皮损以四肢为甚，躯干部较轻。平素纳可，寐可，二便调。舌红苔薄，左脉细，右脉沉。

处方：归一饮加减

制附子 3g，干姜 5g，甘草 8g，防风 6g，荆芥 6g（5 剂）

二诊：2014 年 11 月 9 日复诊，皮疹较前略好转，瘙痒减轻，流黄水多，舌红苔薄，左脉细，右脉略弦。

处方：归一饮加减

制附子 3g，干姜 5g，甘草 8g，连翘 6g（7 剂）

三诊：2014 年 11 月 15 日复诊，患儿皮疹部分消退，基本无渗出，脱屑，舌红苔薄腻，左脉细，右脉细弦。

处方：归一饮加减

制附子 6g，干姜 9g，炙甘草 12g，川牛膝 6g（7 剂）

四诊：2014 年 11 月 21 日复诊，患者躯干部皮疹已消，四肢部湿疹无渗出，皮损部分已平，瘙痒明显好转，色红苔薄腻，左脉细弦，右脉弦滑。

处方：归一饮加减

制附子 6g，干姜 9g，炙甘草 12g，川牛膝 6g，陈皮 6g（7 剂）

五诊：2014 年 11 月 28 日复诊，患儿皮疹基本已平，皮损处硬、色暗、脱屑减少，舌红苔薄，左脉细，右脉细弦。

处方：归一饮加减

制附子 6g，干姜 9g，炙甘草 12g，红花 6g（14 剂）

六诊：2014 年 12 月 12 日复诊，患儿皮疹暗，皮损大部分好转，舌红苔薄，左脉细，右脉细弦。

处方：归一饮加减

制附子 6g，干姜 9g，炙甘草 12g，当归 6g（14 剂）

七诊：2014年12月26日复诊，患儿皮疹基本痊愈，舌红苔薄，左脉细，右脉细弦。

处方：归一饮加减

制附子3g，干姜6g，炙甘草9g，川牛膝6g（14剂）

嘱患儿继服上方半月。患儿母亲就诊时代诉皮疹已消，恢复正常肤色。

14. 牙周炎案

白某，男，62岁。2015年7月10日就诊。主诉：牙痛1周。患者1周前饮酒后出现牙痛，牙周肿痛明显，乏力，周身不适，故来求诊。就诊时症见：右侧下牙周肿痛，伴右侧面颊部肿胀，乏力，自觉周身不适，纳呆，舌红暗苔黄腻，左脉沉细略滑，右脉反关脉，滑大。

处方：归一饮加减

制附子6g，干姜9g，炙甘草12g，川牛膝10g，藿香10g（后下）（7剂）

按 因为在暑季，患者又见舌苔黄腻，内外皆湿，湿而兼热，因时制宜，加藿香10g解暑化湿，川牛膝引火下行。

二诊：2015年7月17日复诊，患者诉服药2剂后牙痛消，欲进食，乏力减轻。复诊时舌暗苔薄，左脉细，右脉略滑。原方继服1周。

1周后痊愈停药。

按 暑热、湿热时，患者舌苔黄腻，牙龈肿痛，一般认为此时应慎用附子、干姜等大辛大热之品。但我们不关注表面现象，只关注元气的状态，关注阴（收藏之气）、阳（生长之气）的状态，患者外证虽为湿热牙痛，但左脉沉细略滑，是生长之气受压制的表现，治疗只需使生长之气与收藏之气相和，元气运转无碍，无论是湿热还是瘀血都会自化。况且湿是津液所化，热是能量，《道德经》中说："是以圣人常善救人，故无弃人；常善救物，故无弃物，是谓袭明。"元气无为而自有分寸，何物该留，何物该排出体外，一切无为而化，何必代化之。

15. 恐速症案

杨某，男，32岁，2014年11月3日就诊于西苑医院。主诉：惊悸不安恐速半年余。患者半年前无明显诱因出现惊悸不安，恐速，车速高于60km/h就害怕，且夜寐不安，为求诊治来我处就诊。就诊时症见：惊悸不安，恐速，失眠，入睡困难，易醒，多噩梦，易惊醒，纳少，二便可。舌暗红苔薄，左脉沉细尺略浮，右脉细弦。

处方：归一饮加减

附子6g，干姜9g，炙甘草12g，川牛膝10g，茯神10g（7剂）

二诊：2014年11月10日复诊。患者诉睡眠较前明显好转，时有惊悸，纳食量增加，二便可。患者补诉近半年性欲下降，时有早泄。舌暗红苔薄，左脉略起，尺不浮，右脉细弦。

处方：归一饮加减

附子6g，干姜9g，炙甘草12g，茯神10g（14剂）

三诊：2014年11月24日复诊。患者诉近2周夜寐安，无噩梦，性欲增强，无早泄，现在车速可开至80km/h，纳食可，二便调。舌暗红苔薄，左脉已起仍细，右脉细略弦。

处方：归一饮

附子6g，干姜9g，炙甘草12g（14剂）

上方继服 2 周，嘱患者节制房事。

四诊：2014 年 12 月 8 日复诊。患者诉现已无恐速症状，可以正常开车，无惊悸，睡眠好，近 1 个月无早泄，自觉重新焕发新生，舌暗苔薄，左脉细，右脉略细弦，脉象柔和。

处方：归一饮

附子 6g，干姜 9g，炙甘草 12g（14 剂）

嘱患者上方继服 2 周后停药，嘱患者每年冬至、夏至复诊。

按 恐速症，怎么治？张萍没有治疗的经验，我也没治过。但本书方法最大的好处就是不太关注疾病，重在关注元气，关注生长之气和收藏之气的状态，所谓察其二，归其一；察阴阳，归一元。所以即使对于医生没治过的疾病，只要知道元气的状态就可以。以不变应万变，正是"归一""归元"的优势所在。

16. 遗精案

郝某，男，28 岁。2015 年 11 月 6 日就诊于西苑医院。主诉：遗精 3 个月。患者 3 个月前无明显诱因出现梦遗，每周 3 次左右，伴神疲乏力，多梦，为求诊治来我处就诊。就诊时症见：梦遗，每周 3 次左右，神疲乏力，时有腰酸，纳可，寐差多梦，二便尚调。舌暗苔薄，左脉沉细尺略浮，右脉细滑。

处方：归一饮加减

附子 6g，干姜 9g，炙甘草 12g，川牛膝 10g（7 剂）

二诊：2015 年 11 月 13 日复诊。患者诉神疲乏力好转，寐好转，遗精 1 次。舌暗苔薄，左脉细，右脉细略滑。

处方：归一饮

附子 6g，干姜 9g，炙甘草 12g（7 剂）

三诊：2015 年 11 月 20 日复诊。患者诉近 1 周无遗精，神疲乏力好转，寐香，略有口干，舌暗苔薄，左脉细，右脉细滑略大。

处方：归一饮加减
附子 6g，干姜 9g，炙甘草 12g，炒白术 6g，川牛膝 6g（7 剂）

四诊：2015 年 11 月 27 日复诊。患者诉近段时间无遗精，神疲乏力明显好转，寐安，口干好转，舌暗苔薄，左脉细已起，右脉细略滑，不大。

处方：归一饮
附子 6g，干姜 9g，炙甘草 12g（14 剂）
嘱患者 2 周后停药。

2015 年 12 月 18 日患者特来告之近段时间无遗精，身轻，寐安。

宋宜宁医案

我临床应用归一饮大多用"制附子10g，干姜15g，炙甘草20g或大枣20g"。张萍则根据我的理论推断，认为既然归一饮、观复汤只是信息传递，更小剂量也应该有效，所以在临床上开始尝试应用"制附子6g，干姜9g，炙甘草12g或大枣12g"，取得了较好的疗效。而宋宜宁认为现代人多熬夜、思虑过度、耗神，所以多有潜在的阴不足，制附子量大反而会有虚火，所以宋宜宁在开归一饮之前都会告诉患者，服用归一饮或者观复汤是个长期的过程，吃一段时间药还要停一段时间，让水谷精微有产生、运化的时间，然后观察脉象再定怎么服药。宋宜宁认为对患者身体改变越慢，对身体的益处越大，损伤也越小，因为药物也消耗人体的元气，无论是补药还是泻药。而且长时间的修复对于元气恢复会更稳定，结果也会更稳定，因此宋宜宁常用归一饮"制附子3g，干姜6g，大枣18g"。俗话说"王道无近功""治大国若烹小鲜"，临床上不要急功近利、只关注眼前的症状和化验指标，而是要关注长久的预后。

宋宜宁认为：应用归一饮的过程中，发现推动元气固然重要，但如果推动后没有及时休养配合，就极易出现虚火上炎或过度精神亢奋的状态，如果这种状态持续，用药反而有害无益。但由于现代生活节奏快，压力大、作息严重不规律的情况屡有发生，尽管在服药之始反复强调熬夜的危害，仍有很多患者不能遵守早睡的要求。因此谨遵《道德经》"致虚极，守静笃，万物并作，吾以观复"之道理，将最初的常用剂量：制附子12g，干姜15g，大枣18g，减至制附子3g，干姜6g，大枣18g，使得推动元气的力量变得柔和。因此，要一方面反复给患者强调养生的重要性，另一方面可以减少"生发过度"的可能。宋宜宁在临诊过程中发现，小剂量长周期用药，不但可以使阴阳的匹配更加适宜，更可以在与患者长期交流的过程中，辅助他们培养良好的生活习惯，规律作息，如此不但可以改善远期预后，还可以使治疗效果保持长期稳定。宋宜宁经过大约5年的用药观察，发现用归一饮或观复汤一段时间，然后停药一段时间，然后再用归一饮或观复汤，如此反复几个周期，最终效果比短期内用较大剂量的药物所达到的效果会更好、更持久。

1. 二十年偏头痛案

张某某，男46岁，因反复发作偏头痛20余年，于2015年4月15日就诊。此20余年间，偏头痛频繁发作，症状严重，头痛欲裂。发作次数几乎为半个月1~2次，若工作劳累时尤甚。患病早期，曾多次就诊于西医及中医院，服中药汤剂无数，方剂大多以祛风止痛、活血化瘀、疏肝理气为法，收效甚微。最终放弃中药，仅在发作时服止痛药以缓解症状。详细询问病史后，了解到患者的工作为IT行业，工作压力持续不减，且睡眠时间完全无规律。双脉均沉弱，以左脉为著，寸关尺均沉偏细，右脉沉、弦紧。考虑患者作息问题，嘱其尽量将睡眠时间提前，加之当日患者头痛剧烈，先以针灸患处暂时止痛。

处方：归一饮

制附子3g，干姜6g，大枣18g（7剂）

嘱其隔日复诊再行针灸，因工作忙碌未至。

二诊：2015年4月23日复诊，自诉当日开始服归一饮后，翌日头痛由刀割斧凿般减轻至隐隐钝痛，虽工作仍劳累繁重，却仍可坚持，服至第6剂时，疼痛基本消失。

处方：归一饮

制附子3g，干姜6g，大枣18g

后原方坚持服1个月，偏头痛未再发作。随访3个月，诉偏头痛未再发作，嘱其坚持良好作息规律。

2. 月经不调伴高血压案

王某某，女，49岁，主因"月经淋漓不尽半月"于2014年12月1日就诊。自诉月经已无规律一年余。既往无高血压病史，近半月来，血压偏高，最高150/75mmHg，未服用降压药。诊其脉，双寸脉浮滑，均可达鱼际。双关尺略浮滑，重取无力。考虑患者脉象及症状，予以观复汤。

处方：观复汤

红参10g，干姜10g，炒白术10g，炙甘草15g（3剂）

嘱其每日测量血压。

二诊：2014年12月4日，三日后复诊，患者自诉服第二剂后，经血几乎停止，血压也降至130/75mmHg。再诊其脉，双寸脉仍上鱼际，双关尺脉较前明显沉弱，予归一饮。

处方：归一饮

制附子3g，干姜6g，大枣18g（7剂）

三诊：2014年12月11日复诊，7剂后，经血完全止住，血压降至120~130/70~80mmHg。后随访半年，血压未见异常。

3. 闭经不孕案

苏某某，女，29岁，主因"闭经7个月"于2014年9月25日就诊。自末次月经起已7个月未来潮。曾就诊于多家医院妇科，治疗期间服用调经类中药，仍未见月经来潮。诊其脉：双侧脉寸关尺重取均沉细紧，以右脉为著。了解其工作为某著名杂志编辑，工作压力大，生活不规律，嘱其按时入睡，并予以归一饮。

处方：归一饮

制附子3g，干姜6g，大枣18g

间断服用3个月，嘱服用7天停两天，辅以针灸取任脉、脾经的穴位，每周3次。

二诊：3个月后，月经来潮，血量少，血色暗。月经结束后，再次给予归一饮治疗。

处方：归一饮

制附子3g，干姜6g，大枣18g（14剂）

三诊：14剂后停药，初始两个月，月经周期在45~60天。

之后每于月经停后予以归一饮3周，以此规律连续再服3个月，月经周期调至30~35天。完全停用药后3个月，患者正常怀孕，后产一女。随访月经一直规律来潮。

4. 大便失禁案

孙某某，女，78岁，主因"大便失禁3年余"于2013年11月22日就诊。患者频繁大便失禁弄脏内裤，曾就诊于肛肠科，诊为"功能性大便失禁Ⅱ度"，予西药治疗及康复训练后未见缓解。由于症状反复，患者感到非常沮丧，严重影响到生活质量。诊其脉，双侧脉重取偏沉，右关中取偏紧，左关中取滞涩。予以归一饮治疗。

处方：归一饮

制附子10g，干姜10g，大枣18g（7剂）

二诊：7剂后，患者自诉长期的腹胀症状减轻，排便未见改善。

之后继续予归一饮半年，大便失禁症状减轻，可以保持大便仅偶尔弄脏内裤，自觉大便多数时可以控制。随访3个月，可保持在治疗后状态。

5. 眩晕案

丛某某，女，55岁，主因"反复发作性头晕伴双胁肋部胀闷感10年余"于2014年2月9日就诊。患者10年前无明显诱因出现眩晕，无视物旋转，与体位无关，虽眩晕不甚，但发作起来无论何时都自觉头目不清，且发作时间长，一般持续几天甚至几周之久。双侧胁肋部胀闷，食后尤甚，且纳差纳呆。曾多次就诊于西医院，行全身各项检查，仅颈椎片提示退行性改变。诊其脉，双侧寸关尺皆沉，均重取可得，双关脉重取有涩滞感。予以归一饮治疗。

处方：归一饮

制附子3g，干姜6g，大枣18g（14剂）

二诊：2014年2月23日复诊，服后症状无改善，脉象也同前。继用归一饮。

处方：归一饮

制附子3g，干姜6g，大枣18g（11剂）

三诊：2014年3月5日复诊，服11剂后，脉象双侧寸关尺仍沉，但双关脉滞涩感减轻，患者自觉头晕发作频率下降，且胁肋部胀闷感已不会在饭后加重。

停药半月，嘱其规律作息，均衡饮食，半月后仍以归一饮治疗。

处方：归一饮

制附子 10g，干姜 10g，大枣 18g（14 剂）

仅每日早餐后服半剂，再坚持 1 个月。

四诊：2014 年 4 月 5 日复诊，1 个月后，诊其脉，双侧寸关尺脉较前有力，且左关脉滞涩感明显减弱。嘱停药半月，继续以归一饮治疗。

处方：归一饮

制附子 3g，干姜 6g，大枣 18g（14 剂）

仅每日早餐后服用半剂的方法服用 1 个月。

患者自觉眩晕症状基本消失，仅在劳累后偶有发作，胁肋部胀闷感基本消失，餐前有食欲。停药 2 个月后症状未反复。

半年后随访，患者自诉症状基本未再发作，且乏力感明显减少。

6. 更年期综合征失眠案

柳某某，女，58 岁。主因"失眠伴潮热心悸 8 年"于 2015 年 11 月 2 日就诊。患者自 8 年前因月经紊乱出现失眠，入睡后易醒，醒后难以再入睡。白天易烦躁，时有潮热、心悸等症状。曾就诊于心血管科做相关检查未见异常。5 年前绝经后症状加重，入睡开始困难，时有躺下 1~3 小时不能入睡的情况。中西药均服用过未见缓解。此次就诊，诊其脉，双侧寸脉浮，上达鱼际，双关尺沉，尺脉尤甚。

处方：归一饮

制附子 3g，干姜 6g，大枣 18g（14 剂）

服至第 9 剂，患者诉每日开始出现轻微咳嗽排痰，痰出后感觉清爽，入睡仍困难，但是睡着后不容易醒，晨起疲乏感减轻。服至第 14 剂时，自诉右侧下颌下淋巴结肿痛。

二诊：2015 年 11 月 16 日复诊，右侧下颌下淋巴结肿痛，咳嗽咯痰已愈。入睡困难，睡后不易醒来。诊其脉，左关尺脉已较前有力，加大药量仍用归一饮。

处方：归一饮
制附子 10g，干姜 10g，大枣 18g（14 剂）

三诊：2015 年 11 月 30 日复诊，服 7 剂后，患者诉下颌下淋巴结疼痛减轻，且晚间 10 点左右开始困倦，躺下后约 1 小时以内可以入睡。

再服 7 剂后，患者诉之前长期伏案工作的颈肩痛几乎完全消失。下颌下淋巴结疼痛消失，再诊其脉，双关尺脉较前有力，左寸脉不再偏浮。嘱停药。

张芳芬医案

张芳芬，女，原为解放军 309 医院主治医师，现于中国中医科学院西学中班学习中医。

张芳芬毕业于中国人民解放军第四军医大学，本是西医医生，跟笔者学习近一年半，从理论到临床都有了明显的进步，且能够独立诊病。这两个病例中的患者都是她的亲属，记录详细，而且有意外之喜，遂录于此。

1. 腹痛腹泻伴听力下降案

方某某，男，78 岁，于 2016 年 1 月 15 日就诊。主诉：间歇性腹痛、腹泻伴听力下降近 10 年。平日遇寒风或饮食生冷即腹痛、腹泻，经常发现大便中有未消化的食物。曾以理中汤、附子理中汤治疗，症状有所好转，但仍易反复。年轻时曾患胃溃疡，经治疗后未再复发。患者双耳听力下降 10 余年，常年需戴助听器生活，严重影响日常交流。患者精神不振，纳差，表情淡漠；舌淡、脉沉滑，左手脉尤甚。

病机：患者脉沉滑，左脉尤甚，故其生长之气、收藏之气均受损，生长之气受损更明显。圆运动失去正圆状态，无法冲和，进而损伤元气。因而元气无法实现无为而治的功能。因此，出现脏腑损伤、气机不畅等症状。

治则治法：修复元气，启动天根之机，使生长之气与修复之气相合，达到归一而实现元气无为而治的正常功能。圆运动逐渐走向正常的循环，元气就能逐渐充实、修复。进而担负人体总指挥、总设计师的职责，一一清除人体的病源，达到"以平为期"的健康状态。

处方：归一饮

制附子6g，干姜9g，大枣12g（20剂）

患者服3剂后腹泻症状好转，服10剂左右腹痛、腹泻症状基本消失，遇风寒时偶尔有轻微腹痛、腹泻症状。

二诊：2016年3月4日复诊，患者脉仍偏沉，湿滑象明显减轻。不用戴助听器亦能听清声音。走路较之前有力，与家人沟通明显增多。服药期间曾突然出现发热、乏力、胸闷，但体温正常。自服感冒药，半日后上述症状消失，维持原方治疗。

处方：归一饮

制附子6g，干姜9g，大枣12g（28剂）

三诊：2016年4月5日复诊，患者脉象略偏沉，较前和缓，湿滑象消失。患者无不适。因嫌原汤药口感不好，故此次改用小剂量归一饮。

处方：归一饮

制附子3g，干姜3g，大枣20g（7剂）

此处患者若没有明显的阴不足，干姜的剂量仍要稍高于制附子的剂量已成生发之势。

四诊：2016年4月12日电话问诊。近日患者听力较之前略有下降，仍无需戴助听器。每日步行距离明显增加,已由服药前的每日4000余步增长至一两万余步。恢复归一饮至首诊剂量。

处方:归一饮

制附子6g,干姜9g,大枣12g(10剂)

五诊: 2016年4月22日电话问诊。患者听力好转,目前已达到正常人的80%左右,其余无不适。予归一饮稳定治疗。

处方:归一饮

制附子6g,干姜9g,大枣12g(28剂)

目前随诊中。

按 无心插柳柳成荫,本来是治疗腹泻、腹痛,治疗后不但腹泻、腹痛痊愈,听力也意外好转,这在归一饮、观复汤的治疗中屡见不鲜,充分体现了元气无为而治的力量。

2. 半月板损伤案

刘某某,女,73岁,因半月板损伤3月余于2016年3月4日就诊。患者于2015年11月中旬因活动不当导致右膝半月板急性损伤,未及时就诊。近期逐渐出现右膝疼痛、交锁、打软,行走时加重。夜间右下肢疼痛影响睡眠,严重时患者无法上下楼。北京某医院骨科诊断其为半月板损伤,建议休息、局部使用骨痛贴等。患者每日贴一次仅能缓解三四个小时;经针灸治疗3次以后,右膝疼痛好转四五成。但每日行走时仍会出现一两次右膝打软、轻度疼痛、乏力的症状。每日最多行走500米,上下楼仍困难;夜间仍因右膝轻度疼痛影响睡眠。遂寻求中医药治疗。刻下患者右膝无红肿,双侧有压痛;舌苔薄白,脉涩偏沉。

病机分析: 患者双脉涩偏沉,生长之机及收藏之机均受阻,人体无法按照正圆运动,导致元气受损;元气失去中和之性,不能担负无为而治之责。

治则治法:自天根处启动人体的生长之机,使生长之气与收藏之气相和,恢复元气,无为而治。

处方:归一饮加减

制附子10g,姜15g,大枣20g,老鹳草10g,川牛膝12g(14剂)

二诊:2016年3月18日复诊。脉不沉,脉涩较原来减轻;右膝打软、疼痛次数减少,偶有发生;右下肢较之前灵活,上下楼较之前容易。予以归一饮原方治疗。

处方:归一饮

制附子10g,干姜15g,大枣20g(14剂)

三诊:2016年4月10日复诊,复诊之前停药已超1周。左脉仍轻度涩滞,右膝打软、疼痛基本消失,右下肢力量渐增强,患者连续一周每日行走一万步以上,无任何不适。原来容易口渴,夜尿次数较多(每晚二四次),现口渴减轻,夜尿次数减少(每晚一两次)。患者去年初掉牙一颗,近日此处长出一颗新牙。目前以归一饮小剂量维持治疗。

处方:归一饮

制附子3g,干姜5g,枣12g(28剂)

目前随诊中。

按 患者已达73岁高龄,在原来掉牙的地方又长出新牙,是意外之喜。肾主骨,齿为骨之余,说明元气对骨的修复是全身性的,不只涉及膝关节,还涉及牙齿。这又一次印证了元气无为而无不为的道理。

元气神机针刺法

(宋宜宁)

"无为而治"的观点最早见于道家经典《道德经》。无为是顺自然之性而为，人体作为自组织系统，本身即具有强大的平衡、自理的机制。若充分尊重、调动并利用这些机制和能力以实现人体的治理，便可能最终达到"无为而无不为"的最高境界。中国中医科学院西苑医院张东主任医师依据《道德经》"无为"思想以及后世对元气的认识，提出"元气无为而治"的观点，从恢复元气入手治疗疾病，创立了元气神机针刺法，践行了《内经》"无问其病，以平为期"的理念。笔者结合在临床实践中应用此法治疗疾病的实践及体会，对这种针刺治疗新方法的理论依据、操作要点以及适应病症进行阐述，望同道斧正。

1. 理论依据

（1）"一"及"元气"的概念

元气神机法是以"元气无为而治"指导疾病的治疗，元气为何无为而治？首先需要知道"一"及"元气"的概念。《道德经》中云："道生一，一生二，二生三，三生万物。万物负阴而抱阳，冲气以为和。"《说文解字注》中曰："一，惟初大极，道立于一。造分天地，化成万物。凡一之属皆从一。"此中的"一"代表源头、起源、整体、不可分、无分别等深刻含义。《说文解字注》："元，始也。"元在古代是起始、源头、本源之意。《论衡》中曰:"元气未分,混沌为一。""一"即元气。人体的元气散之则变化为藏府经络、营卫气血等。元气因何"无为"?《道德经》中说"道常无为而无不为"。显然,无为是道之无为。那么"道"与"一"及"元气"是何关系?德是道之显,道是德之隐。如果道是无,德就是有,二者同出而异名。但这个"有"不是万物之有,是天地产生之前的有,是可以生天地万物的有,是"一"。所以"一"是道之德。但道作为本体,谈不上为或者不为,无为只能是道的显现,也就是道之德。道之德是"一","一"没有分别,故无为,一是元,是元气,可以化生天地万物,所以说无不为,故而只有"一"即"元气"才能无为无不为。无为可以使万物自宾、万物自化,这就是无为的妙用。回到人体也一样,无为是人体元气的无为——"天之道,不争而善胜,不言而善应,不召而自来,坦然而善谋"。

(2)人体之元气

《灵枢·刺节真邪》中云:"真气者,所受于天,与谷气并而充身者也。"《类经》中曰:"真气,即元气也。"人体中元气分为先天元气与后天元气,先天元气即人体之"一"。"先天而天弗违,后天而奉天时"——人体的先天元气有定数,无法干预,我们能做的是"奉天时"。天时,圆道也。圆运动是后天之气的运动形式,阴阳之气冲气以为和,就形成人体的后天元气。它承担着运化人体万物的责任。当后天元气受损时,就失去了其无为之性及无为而治的能力。想调节和修复后天元气,只可调节和修复后天圆运动,此时要把握圆运动的关键点,即"神机",亦即"一阳初生处"和"一阴初生处"。由此两处入手,启动阴阳之机,便可使元气无为而治。

2. 针刺的操作要点

《灵枢·九针十二原》中曰:"刺之而气不至,无问其数;刺之而气至，乃去之，勿复针……刺之要，气至而有效。""气至而有效"之气亦指谷气。得气是针刺后谷气或正气至病所，并与邪气斗争的状态。现今的针灸临床中，大多强调针感，其为针刺后的感觉，是指针刺入皮肤后机体产生的一种特殊感觉，是针刺后续操作及疗效的重要前提。它包括两方面，其一为患者体会的酸、麻、胀、痛或重等感受，其二为施术者体会到针下沉紧、滞涩等感觉。因此人们往往将针感等同于"气至"，气至与否也就成为针灸医师判断针刺疗效好坏与疾病预后的重要依据。

《灵枢·刺节真邪》中曰："用针之类，在于调气，气积于胃，以通营卫，各行其道。"针刺的作用在于"调气"，而非必须刻意寻找"针感"。笔者在多年的临床实践中发现，针刺时首先与患者顺畅地进行沟通，使其注意力集中在准备施针上，然后找准穴位进针，进针后不行手法，不刻意找"针感"，留针25分钟，绝大部分患者会在起针后即出现症状的改善。一般经此方式治疗3~4次后，再次施针时，虽无刻意提插捻转，患者却反馈酸、麻、胀、痛或重的针感自然出现，并随着针刺次数增加而逐渐增强。此法将"疗程"的概念淡化，一般每周2~3次治疗频率，需要治疗的次数依据患者的脉象及症状的改变进行调整。

《灵枢·九针十二原第一》中曰："凡将用针，必先诊脉，视气之剧易，乃可以治也。"经过针刺治疗，机体内气血的变化虽然不能直接观察到，但医者可通过感知受针者的脉象变化情况来判断。元气神机法对"机"的把握方法，恰是主要通过脉诊实现。笔者依此论并结合临床观察，发现脉象属于生发之气不足或受阻的，针刺取穴以双侧合谷、天枢、足三里、太冲、中脘及关元穴为主；脉象属于收藏之气不足的，针刺取穴以颈夹脊穴为主。在此基础上，如有严重的疼痛症状，可增加局部或相应治疗标证的穴位。

3. 适应病症

前文提及圆运动是后天之气的运动形式，人体的气化之圆运动，左升为生发之气，属阳；右降为收藏之气，属阴。人体的健康状态，是左升之生发之气与右降之收藏之气相和，如果相和适宜，圆运动会形成一个正圆，圆心在正中。如果在疾病状态下，这个圆就不再周正，可能是生发之气不足或过亢，或是收藏之气不足或过亢。圆运动使阴阳相和，变成后天一元之气，这是元气自我修复的一个过程，后天之气无为而化，无为而无不为，使得圆运动趋于正圆，则疾病最终得以消除。

由此可见，依据"元气无为而治"的理论，应用此针刺方法治疗疾病，关注点并不在某个疾病上，而是通过脉象判断人体气机的阴阳变化，从而辨别问题在于生长之气还是收藏之气，进而施以相应治疗即可。

4. 针刺医案

（1）案1：强直性脊柱炎

张某，女，53岁，为求针灸减重，于2019年2月就诊。当时诊其脉：双侧脉均沉弦。强直性脊柱炎病史7年余，后背僵直疼痛难忍，腰骶部疼痛，口服西药治疗，每年因疼痛加重需住院治疗1~2次。

依据患者情况，予以针刺治疗，取穴：中脘、天枢（双）、关元、气海、合谷（双）、足三里（双）、太冲（双）。治疗频率为每周3次，每次留针25分钟。治疗2个月后，减至一周2次左右的频率又坚持4个月左右，患者自诉在这半年针刺过程中，除了体重逐渐下降外，睡眠质量较针刺治疗前有所好转，后背疼痛的程度和频率在逐渐减少，遂自行停用一切治疗强直性脊柱炎的药物，并继续针刺治疗，此期间偶尔发作几次背部疼痛，均自行缓解，再坚持半年每周1~2次频率的针刺治疗后，背部疼痛几乎未再发作，体重减轻10kg。

(2)案2：痛经

陈某，女，45岁，因"痛经30余年"于2018年7月就诊。自诉每次痛经必服止痛药，然而服药后多数情况下腹痛仍不能缓解，严重影响工作生活，曾因痛经晕厥一次，故多次因此求治，应用中西药治疗，未见好转。其月经自初潮开始无规律，此次就诊月经2个月未至，经妇科检查已排除妊娠可能。既往甲状腺癌术后病史6年，桥本甲状腺炎病史6年，反流性食管炎20余年，失眠30余年，不仅入睡困难，睡着后噩梦连连，入睡不久常因胸闷憋气醒来，醒后必须吸氧才可继续入睡。夜间睡眠时间稍长后即开始尖叫，此症状发作频繁，其家人苦不堪言。曾服汤药治疗症状未见改善。口渴喜冷饮，急躁易怒，冬季每日必吃10支雪糕才觉舒适。诊其脉，双侧脉均沉，右关微滑，左脉细。

予以针刺治疗，取穴：中脘、梁门（双）、天枢（双）、归来（双）、关元、气海、合谷（双）、太冲（双），治疗频率为每周3次，每次留针25分钟。治疗1个月时痛经程度开始减轻，治疗3个月的时候睡眠明显好转，由每周3次治疗减至每周两次。治疗近1年时再复查甲状腺B超，发现甲状腺癌术后新长出的甲状腺结节消失；以往长期的痔疮疼痛出血症状消失；月经周期变得非常规律，周期为32天左右；痛经较前明显减轻，偶有发作但不影响工作生活；睡眠几乎不做梦，再未出现过入睡后憋醒及尖叫的情况，感觉每天睡醒后精神状态好；反酸胃灼热的症状也明显减轻；急躁易怒消失，不再嗜食雪糕，喝温水不再反感。

(3)案3：带状疱疹

尹某，女，83岁，主因右臂疼痛1月余于2019年12月就诊。患者1个月前右臂疼痛，出现簇状水疱，就诊于皮肤科，诊断为带状疱疹。曾行抗病毒及针刺治疗，自诉效果甚微，每日疼痛难忍，夜间尤甚，严重时整夜不眠。既往慢性胃炎病史，胃痛，纳差，因肢体疼痛及胃痛，整日精神恍惚，呻吟不止。来就诊时，双侧脉浮弦数，沉取左脉涩。

予以每日两次针刺治疗。第一次治疗取穴：中脘、天枢（双）、关元、气海、合谷（双）、足三里（双）、太冲（双）。留针25分钟。起针后第二次治疗取穴：阿是穴（皮损附近围刺）、天宗（患侧）、支沟（患侧）、后溪（患侧）、外丘（患侧）。留针25分钟。经第一天两次针刺治疗后，患者自觉轻松许多，不再因疼痛呻吟，以此方式治疗两周，每周3天（每天两次），患者诉夜晚已能睡数小时，疼痛减轻七成以上，且胃痛几乎消失，食欲较前明显好转。

（4）体　会

案1和案2两例患者，经过1年左右针刺治疗后，均呈现元气无为而治的特性，他们的共同点为脉象符合元气神机法中"生长之气受损"的表现，治疗时均未行针刺补泻手法，治疗频率低而疗程长，使圆运动慢慢复合，给元气修复的时间。案3患者脉象应属生长之气受抑，因此治疗日的第二次留针类似于用引经药的方法。笔者学习元气神机法前曾治疗过许多带状疱疹患者，很多高龄及疼痛时间长的患者常疗效欠佳，此次用元气神机法的思路指导针刺，收效显著。

应用此法于临床中常可见到针刺治疗后，并非因为长期频繁感冒而求治的患者，经治后感冒次数明显减少；不稳定型心绞痛患者初次求治问题为胃肠不适，数月治疗后同时收获了心绞痛发作次数明显减少。这种对穴位不刻意的刺激，治疗周期长的针刺方式，可能是作用于后天圆运动，使元气得复，无为而治。

5. 小　结

《针灸学》教材中提出针灸临床诊治的特点包括辨证与辨经结合、辨证与辨病结合、调神与调气并重三个方面。有学者认为针灸辨治理论为多视角与多向度，包括为辨阴阳而治——据脉而刺、辨经络（藏府）而治、身形辨治、四海辨治及其他辨治；也有认为在辨证论治理论指导下，使疾病的诊疗更加具体化的"病-症-位"结合取穴方法，可成为针灸临床诊治疾病的法则；还有提出针灸疗法理论体系的重构设想，即应包括经典理论体系和现代理论体系。以上多种针灸论治方向，多依据"病"及"症"的判别从而选穴进行治疗。而在元气神机法理论思想指导下的针刺治疗，并不关注疾病及症状本身，只需关注元气的状态，把握住"机"进行针刺，最终使元气无为而治。通过针刺的方法，促进圆运动使阴阳相和，变成后天一元之气，后天之气无为而化，元气自我修复，则疾病得以消除。"无问其病，以平为期"，不再以疾病为中心，元气自然无为而治，不治病而病自除。

张芳芬感悟

在西学中班第一年的理论课学习时，有幸遇到张东老师。第一节课讲阴阳五行时，张老师的讲解令人耳目一新。原来以为金克木就是金属可以砍伐树木、火克金就是火可以熔化金属……听了张老师的讲解才知道，这是古人的一种比喻，实际上五行是指气的生长化收藏五种状态，是阴阳的深入表达。当时觉得这才是正宗的中医。

从事多年西医临床工作的我，开始学中医时有很多障碍，首先是思维障碍。西医面对患者时多着眼于疾病，而中医则是强调将患者作为一个整体，变中求辨。

张东老师用最短的时间帮我建立了正确的中医思维，让我少走了很多弯路。事实证明，他的教学方式是独特而有效的。不久之后我幸运地拜张老师为师。

因为讲解的是自己创立的理论和方剂，所以张老师讲课时几乎不用PPT，边讲边写板书，引经据典、生动有趣。通过一年多的学习，不仅学到了不少中医知识，而且更为深刻地认识了中国传统文化。从此开始热爱经典，并开始自学五运六气，也得到了老师的支持和鼓励。

在临床跟诊学习的一年时间里，感受颇深，主要有以下几点：①张老师擅长从源头讲解中医知识，帮助我们逐步理解古人的思维，使我们一窥中医的本真。②要求我们从《道德经》《周易》《黄帝内经》

开始学习，逐步领悟无为而无不为的境界，使我们踏上了更高的中医起点。③强调功夫在诗外，学中医不要只看中医书籍，应该广泛涉猎中国传统文化，从古文字学到古天文学再到考古学等，让我体会到了"智者察同，愚者察异"、豁然开朗一通百通的境界。④传授脉诊采用前所未有的"无为"的观念，自觉受益匪浅。目前已能以脉诊为主用于中医临床诊断了。

开始觉得学得很慢，但后来反而变快了。其实这才是"磨刀不误砍柴工"的真正捷径。跟师学习一年，目睹了张东老师以元气理论用于临床的诸多成功案例。真没想到元气无为竟然真的能治疗这么多疾病，而且多是疑难病例。

在老师的鼓励下，我也开始应用老师所创立的"归一饮""观复汤"治疗患者。从中收录了以上两例病案。第一例患者最主要的主诉其实是腹痛、腹泻，遇寒遇风尤甚。我并未过多地关注患者的症状，而是认为应该关注元气，让元气自发运转、巡航、搜索，自行解决问题，真正达到无为而治的境界。故予归一饮的原方治疗，未做任何加减。一开始并未意识到可以解决听力问题。因为患者听力障碍很多年了，就诊时患者家人也没有在意这点。但是接下来的疗效却超出了所有人的期望，不仅腹痛、腹泻治好了，而且听力也恢复到正常人八成左右。

第二例患者也是用归一饮治疗，两周以后改为原方治疗，一个月以后，不仅原有的症状大为改善，而且70多岁的人还长出了新牙。这实在令我惊喜，也增强了我对张老师理论的信心。通过这些病例，我初次体验到元气无为而治的境界。

感谢张老师将元气无为的理论应用到中医中，让我们能够在临床中执简驭繁，解决许多以前难以解决的问题。跟师学习后，我意识到，有时候中医临床疗效不佳并不是中医本身的问题，而多是医者的境界不够、思维不对所致。

附 录

从科技历史范畴重始源研讨中医本底理论
——《道生医：中医的顶层理论》先秦中医系列之三评介

中央文史研究馆馆员、中国工程院院士 王永炎

"天人合德，和而不同，生生不息，厚德载物"是中华民族优秀的科技文明。"天行健，君子以自强不息"是中国人民的特质。"太极中和""天地之心"是生生不息的原动力。《医学启源》系中医中药学者治学执教之根本。北京中医药大学1988届毕业生张东博士主攻临床中西医结合心血管疾病专业，追溯华夏优秀传统文明的始源，致力儒道互补之学，明通公博而本立道生。从先秦以降，宋明理学、近现代诠释学，必当与时俱进，为实践指引导向，面向未来，以全球科技文明的视野，发掘中医药学本底特色。约十年工夫著有《元气神机：先秦中医之道》《元气的力量：中医元气神机法医案与医理》《道生医：中医的顶层理论》先后面世，可谓回归原象思维创生性，揭升中医临床原创优势，复原中医理论的原创性力作。

张东博士恪守独立之精神、自由之思想，崇尚国学原理，兼容古今科技文明成果，诠证中医药学理论根基，以老庄道学为主体，儒道互补，确认儒家善于兼容各家之学，易儒与人伦道德"入世"当是"不

为良相而为良医"。世以医德医风为典范，从中国哲学层面以"天人合德"筑基中医学人的宇宙观与方法论。"先识其大后识其仁"又"礼归于仁"。"天"即"太虚寥廓，肇基化元，万物资始"。"礼"以调平为主，自组织，自演变，自调节，自稳态，顺自然当尚和合，无朴纯素而明纲悟道。"宇宙之心既是吾心"，必须深入体悟笃行。"天地之心，幽显既位"而大象无形，无有相生乃自然法则，将原象、物象、具象整合，研讨天地人神一体。中华大成智慧格物致知、致知格物；形而上学与形而下学上下贯通；唯物史观与唯心史观互鉴互用；一分为二与合二为一神数象器易变相通分合共筑的整体系统效应，格物正事，欲事立、事上炼而事功成。明明德致良知培育高尚医德医风，求真储善立美。

近读张东博士新书《道生医：中医的顶层理论》，以"天地之心"为指归，通过重塑国学原理，重建临床经验，兼容古今文明成果，敢于质疑求真，做有思想的学术研究，凝练新见解、新概念，尊重学术异见，崇尚和而不同，朝向中医药学学术思想的拓展迈出新步伐，应是中医临床医学基础开创的原创力作。

近日中国考古学界公布万年华夏历史，八千年启源，六千年加速，五千年进入文明社会，四千三百年中原崛起，两千两百年统一的多民族国家形成（中原河洛古国遗址的发现）。天地时空、满天星斗即示宇宙。先秦、隋唐后五代及宋明理学，华夏文明历经三次百家争鸣，思想家、知识界多以天地之心便是宇宙之心，倡导"吾心即是宇宙""宇宙便是吾心"的宇宙观思想诠证世间一切，天人合一、形神合一、物我合一、知行合一，必将人类内事与宇宙内事在同一个世界中，既有形而上学之道，又有器物层面具象的形而下学之术。中医药学对维护生命健康以观天地阴阳之象，观万物生灵之象，观象议病辨证、理、法、方、药一体，道与术的整合，整体系统诠释"宇宙天地之心"理念的现实意义。

紧随着经济大潮，人群、社会受物役所累又修昔底律追求名位的影响，医务工作者的恻隐之心、为民服务意识的淡化，理化生物技术成果推动着医疗技术进步的同时医生与患者却走远了，丧失了医患道德共同体的良知。致知在格物，"格者，正也""物者，事也"，除了正事则无致良知之法。医生通过日常临证诊务，人心天心能与天地万物为一体，诚天命之性而自然灵昭不昧，不昧者无私欲之蔽，其"至善"实为"明德"之主体，致良知明某事物为"是"，心系真诚去做，良知知某事物为"非"，必当禁忌决不去做。只有体于道才可悟得天地仁心之道。"揆度奇恒，道通于一"当是人生格局的本根，也是业医治学执教的圭臬。

进入21世纪，信息守恒定律的提出，对于从历史范畴看待科技文明的深化研究将产生重大的影响。首先是重始源，以史为鉴，认知深邃的哲学原理指引学科体系的完善创新，把被淡化的华夏文明传统精粹找回来。复读河图洛书与负阴抱阳冲气为和的太极图说，回归被遮蔽悬置的原象思维的创生性。《黄帝内经》记有稽考《太史天元册》："太虚廖廓，肇基化元，万物资始，又五运终天，布散真灵，总统坤元。"阐述了廖廓的宇宙苍穹是太虚原象，谓玄之境，真气之所充，神明之宫府；其二，肇，始也，基，本也。真气精微，无远不至故谓之生化之本始；五运终天统摄原象，大地阴阳时空转化。《太史天元册》经"积考"而论，可知古贤哲对中原黄河流域天文地理、气象物候、人群伦理道德等原象、具象的考察，先期奠定了象数易气神整体动态流转而生生不息的生命科学的本底。

中医药学以观象、议病、辨证，进而透析病因病机显隐幽常之变，视"法象"疗伤治病理法方药整合一体，总以纠偏复衡、承制调平维护生命健康。其间"证候"与"复方"相关联的复杂系统，运用具象思维与概念思维整合，归纳综合与还原分析整合的方法学，强调临床疗效共识性的评价分析，发挥中医治未病与辨证论治的原创优势。其二是尚和合重教化，加强医德医风教育。以诚敬治学体现中医药学科科学与人文的特质属性，以尚一尚同、无朴纯素的国学理念与当代大科学、大数据的科技成果融合互动，开展多学科、多元化、多视域的协同创新，增强学术团队求知欲、想象力、好奇心，善于思考、勇于创新的悟性。其三，高概念时代一切事物"间"的关键联结，信息与智能两化融合。面对机器学习的电子网络，搜集海量信息，链接快速运算而高效能是一种挑战。近代脑科学研究，人类的神经细胞及神经纤维突触网络是与主体意识及逻辑推理相关，控制与约束机器学习功能，为人类创造与应用。

文明互鉴是历史的必然，以农耕文明为核心内涵的华夏优秀传统文化，历时上下五千年的中华文明史，即是文明互鉴的历史。中医药学的本底理论体现了国学原理的特色。仁学当是数理化生与文史哲美融汇，以儒道互补为维护生命健康的医药学。21世纪东西方文明互鉴呈现出向和合方向发展。于2004年在爱尔兰都柏林召开的"世界相对论与万有引力"国际学术会议上，英国物理学家史蒂芬·霍金修订了宇宙黑洞学说，信息守恒定律的提出已为全球科技界、知识界认可。黑洞蕴含的质量、能量与溢出的信息是永恒的。其假说提出，据称与老子《道德经》"道可道，非常道。名可名，非常名。无，名天地之始；有，名万物之母；故常无，欲以观其妙；常有，欲以观其徼。此两者，同出而异名，同谓之玄，玄之又玄，众妙之门"的启示有思路隐喻价值。举凡阴与阳、动与静、刚与柔、邪与正、顺与逆、显与隐，既关联又对立的事物均是正负相抵、同步消长、相互转化的辩证统一的大成智慧学。英国著名历史学家汤因比赞扬中国的阴阳符号系统，是历史转替周期韵律最贴切的符号系统，蕴含着中国哲学丰富的内涵。

张东博士与我有师生之谊，学思敦敏，就中医药学本底理论做了一份有思想的学术研究，敬呈学长指教，当尊重异议，以求进步。

2024年夏

从科技历史范畴重始源研讨中医学底理论
书评张东先生《道生医》先秦中医系列之三

王永炎　北京中医药大学1956级学生
中国中医科学院临床基础研究所　100700

"天人合德，和而不同，生生不息，厚德载物"是中华民族优秀的科技文明。"天行健，君子自强不息"是中国人民的特质。"太极中和"、"天地之心"是生生不息的原动力。《医学启源》系中医中药学者治学执教之根本。北京中医药大学医88年级毕业生张东博士主攻临床中西医结合心血管病专业，追塑华夏优秀传统文明的始源，致力儒道互补之学，明通公博而本立道生。从先秦以降，宋明理学、近现代诠释学，必当与时俱进，为实践指引导向，面向未来，以全球科技文明的视野，发掘中医药学本底特色。约十年功夫著有《元气神机之先秦中医之道》、《元气的力量：中医元气神机法医案与医理》、《道生医中医的顶层理论》先后面世，可谓回归原象思维创生性，提升中医临床原创优势，复原中医理论的原创性力作。张东博士恪守独立之精神，自由之思想，崇尚国学原理，兼容古今科技文明成果，诠证中医药学理论根基以老庄道学为主体，儒道互补，确认儒家善于兼容各家之学，易儒与人伦道德"入世"当是"不为良相而为良医"世以医德医风为典范。从中国哲学层面以"天人合德"筑基中医学人的宇宙观与方法论。"先识其大后识其仁"又"礼归于仁"。"天"即太虚廖廓，肇基化元，万物资始。"礼"以调平为主，自组织、自演变、自调节、自稳态，顺自然当尚和合，无朴纯素而明纲悟道。"宇宙之心既是吾心"，必须深入的体悟笃行。"天地之心，幽显既位而大象无形，无有相生乃自然法则，将原象、物象、具象整合，研讨天地人神一体。中华大成智慧格物致知、致知格物，形而上学与形而下学上下贯通，唯物史观与唯心史观互鉴互用多一分为二与合二为一神数象器易变相通分合共鸣的整体系统效应，格物正事，欲事立、事上炼而事功成。明明德致良知培育高尚医德医风，求真储善立美。近悉张东博士新书《道生医——中医的顶层理论》以"天地之心"为指归，通过重塑问学原理、重建临床经验，兼容古今文明成果，敢于质疑求真，做有思想的学术研究，凝炼新见解、新概念，尊重学术异见，崇尚和而不同，朝向中医药学学术思想的拓展迈出新步伐，应是中医临床医学基础开创的原创力作。

近日中国考古学界公佈万年华夏历史，八千年启源，六千年加速，五千年进入文明社会，四千三百年中原崛起，二千两百年统一多民族国家形成，中原河图洛书国遗址的发现。天地时空、满天星斗即示宇宙。先秦、隋唐后五代、宋明理学华夏文明历经三次百家争鸣，思想家知识界多以天地之心便是宇宙之心，倡导"吾心即是宇宙、宇宙便是吾心"的宇宙观思想诠证世间一切。天人合一、形神合一、物我合一、知行合一，必将人类内事与宇宙内事在同一个世界中，即有形而上学之道，又有器物层面具象的形而下学之术。中医药学对维护生命健康以观天地阴阳之象，观万物生灭之象，观象议病辨证，理、法、方、药一体，道与术的整合，整体系诠释宇宙天地之心"的理念现实意义。

紧随着经济大潮人群社会受物役所累又修昔底律追求名位的影响,医务工作者的恻隐之心为民服务意识的淡化,理化生物技术成果推动着医疗技术的进步的同时医生与患者的却走远了,丧失了医患道德共同体的良知。致知在格物,"格者,正也","物者,事也",除了正事则无致良知之法,医生通过日常临证诊务,人心天心能与天地万物为一体,诚天命之性而自然灵昭不昧,不昧者无私欲之蔽,其"至善"实为"明德"之主体,致良知明某事物为"是",心系真诚去做,良知知某事物为"非"必当禁忌决不去做。只有体于道才可悟得天地仁心之道。"揆度奇恒,道通于一"当是人生格局的本根,也是业医治学执教的圭臬。

进入21世纪信息守恒定律的提出对于从历史范畴看待科技文明的深化研究将产生重大的影响。首先是重始源,以史为鉴,认知深奥的哲学原理指引学科体系的完善创新,把被淡化的华夏文明传统精粹找回来。复读河图洛书与负阴抱阳冲气为和的太极图说，回归被遮蔽弃置的原象思维的创生性。《黄帝内经》纪有《太史天元册》"太虚廖廓，肇基化元，万物资始，又五运终天，布散真灵，总统坤元"阐述了廖廓的宇宙苍穹是太虚原象，谓玄之境，真气之所充，神明之宫府；其二肇，始也，基，本也。真气精微，无远不至，故谓之生化之本始；五运终天统摄原象，天地阴阳时空转化。《太史天元册》经"积故"而论，可知古贤哲对中原黄河流域天文地理、气象物候、人群伦理道德等原象、具象的观察，先期奠定了象数易气神整体动态流转而生生不息的生命科学的本底。中医药学以观象、议病、辨证，进而透析病因病机显隐常变，视"法象疗伤治病理法方药整合一体"，总以纠偏复衡，承制调平维护生命健康。其间"证候"与"复方"相关联的复杂系统运用具象思维与概念思维整合，归纳综合与还原分析整合的方法学，强调临床疗效共识性的评价分析，发挥中医治未病与辨证论治的原创优势。其二是尚和合重教化，加强医德医风教育。以诚敬治学体现中医药学科科学与人文的特质属性，以尚和合重教化无朴纯素的国学理念与当代大科学、大数据的科技成果融合互动，开展多学科、多元化、多视域的协同创新，增强学术团队求知欲、想像力、好奇心善于思考勇于创新的悟性。其三：高概念时代一切事物间的关键联结，信息与智能两化融合。面对机器学习的电子网络，搜集海量信息，链接快速运算而高效能是一种挑战。近代脑科学研究，人类的神经细胞及神经纤维突触的网络是与主体意识与逻辑推理相关，控制与约束机器学习功能，为人类创造与应用。

　　文明互鉴是历史的必然。以农耕文明为核心内涵的华夏优秀传统文化，历时上下五仟年的中华文明史，既是文明互鉴的历史。中医药学的本底理论体现了国学原理的特色。仁学当是数理化生与文史哲美融汇，以儒道互补为维护生命健康的医药学。本世纪东西方文明互鉴呈现出向和合方向发展。於2004年在爱尔兰都柏林召开的"世界相对论与万有引力"国际学术会议上英国物理学家史蒂芬·霍金修订了宇宙黑洞学说，信息守恒定律的提出，已为全球科技界知识界认可。黑洞蕴含的背景、能量与溢出的信息是永恒的。其假说提出据称与老子《道德经》"道可道，非常道。名可名，非常名。无，名天地之始；有，名万物之母；故常无，欲以观其妙；常有，欲以观其徼。此两者，同出而异名，同谓之玄。玄之又玄，众妙之门。"的启示有思路隐喻价值。举凡阴与阳，动与静，刚与柔，邪与正，顺与逆，显与隐既关联又对立的事物均是正负相抵、同步消长、相互转化的辩证统一的大成智慧学。英国著名历史学家汤因比赞扬中国的阴阳符号系统是历史转替周期韵律的最贴切的符号系统，蕴含着中国哲学丰富的内涵。

张秉博士与我有师生之谊，学思敦敏，就中医药学本底理论做一份有思想的学术研究，敬呈学长指教当尊重异议以求进步。

后 记

我1993年毕业于北京中医药大学，没有家传。我学习中医注重两点：一是多读中医原著，二是深入学习中国传统文化。中国传统文化是中医的源泉，对中国传统文化的学习不仅要涉猎中国古代哲学，还要涉及古文字学、古天文学、考古学、古代美学等。

我对中医的学习和临床实践大致经过了三个阶段。

第一阶段的学习思路竟然是受到了金庸小说的启发，对我启发的并不是金庸小说的故事或里面神奇的武功，而是渗透其中的中国传统文化和哲学思想。30多年前，我读到金庸的武侠小说《笑傲江湖》，里面描述了一种著名的武功叫独孤九剑，独孤九剑的原理是以无招胜有招。没有固定的招数，对方有什么招式独孤九剑就会相应地化生出什么招式化解之。独孤九剑的原理其实包含了深刻的中国传统文化和思维，《易传》说"易之为书也，不可远，为道也，屡迁，变动不居，周流六虚，上下无常，刚柔相易，不可为典要，唯变所适"，此之谓也。

唯变所适，正是独孤九剑所包含的哲理，中医的方无定方、法无定法也是这个道理。中医所适之变是病机，有什么样的病机就用什么药，中药根据病机来组合，自然就成了一个方子。中药若与病机丝丝入扣，自然就是一个疗效好的方子。所以在做主治医师之前，我多用此方法。我学习中医的各家学派，包括金元四大家、经方各家、温病各家、温补派各家等。30多年前我在北京中医药大学图书馆线装书库中读到了彭子益的《圆运动的古中医学》，对我影响很大。但我认为不应该死守一家，因为各家有其长亦有其短，疾病永远比我们掌握的医学知识要复杂得多。有了上述积淀，就慢慢可以"随机应方"。这种思路首先要对患者的病机有认识，然后对于药物要精熟，最后要将药物根据病机以君臣佐使原则组成一个方子，而不是药物的堆砌。这样每次看病就像一次创作，非常费神，有时候需要很长时间，好在那时候做住院医师，每天所管的患者相对固定，每天都有时间详细观察患者，于是就形成了我第一阶段的临床思路。

第二阶段，是晋升为主治医师以后，由于遇到的患者越来越多，临床上常常没有充裕的时间像创作一样处方用药，于是开始越来越多地关注成方，并且逐渐发现一些古代名方所具备的深刻思想，尤其是经方。刚开始学习《伤寒论》的时候还仅仅将其当作按照八纲辨证分类的方剂学来学习，后来慢慢认识到，不明白《伤寒论》的思想体系，不明白六经辨证的本质，是不能明白经方之用的。我曾治疗一名顽固性阳强患者，患者经多方治疗无效，曾用过清热、利湿、活血、疏肝、补肾，甚至用芒硝等均无疗效，后来我依据六经辨证，应用治疗厥阴病下利的方剂白头翁汤，五剂而愈。又如用大青龙汤治疗汗出如洗多年的多汗症，用桂枝茯苓丸治疗真菌性角膜炎，用五苓散治疗小麦过敏等，均用原方，只要病机准确，就不担心疗效。

这个阶段深入学习了叶天士的医学思想。大家都知道叶天士是温病大家，但一些医家常常将温病学派与伤寒学派对立论之，尊伤寒（学派）而贬温病（学派），殊不知学习和应用《伤寒论》最好的医家恰恰是叶天士，叶天士对于《伤寒论》做到了师其法而不泥其方，其卫气营血辨证正是《伤寒论》六经辨证的变通，叶天士可谓深得仲景之心，可以说叶天士对《伤寒论》的理解超越了一些古代经方大家。

第三个阶段就是元气神机脉法形成的阶段，这一思想的产生是一点点慢慢成熟起来的。受到《道德经》《周易》的启发，发现元气和无为的思想，从道家思想和实践中看到《黄帝内经》所隐藏的思想和方法，这深深地吸引了我，于是慢慢形成了元气神机法。发现以前治疗困难的疾病，用元气神机法竟获速效，就像发现了一片新天地。

最后，我要真诚地感谢我的几位老师。首先是翁维良老师、王永炎老师。翁老是国医大师、全国名老中医药专家。我是翁老的学术继承人之一，也是翁老的师承博士、师承博士后。翁维良老师治学严谨、待人宽厚、会通中西医。老人家的言传身教，让我获益匪浅。王永炎老师是我磕头拜师的老师，老师以八十多岁的高龄在病中为本书作序，一笔一画写了将近一千五百字的序言，最后还用魏徵的名言"安危不贰其志，险易不革其心"勉励我，老师的殷切之心让我感激不已，王老师的序言手稿我会永远珍藏。

我也要感谢樊代明院士和麻柔老师。樊代明院士在我的书中看到了中西医整合之路，给予了我莫大的鼓励。麻柔老师更是谆谆教导我坚持通过中国传统文化走复兴中医之路。几位前辈对我的鼓励，让我深为感动，也坚定了我探寻中医之源、复兴中医的理想。

我还要感谢我在北京中医药大学时的老师姜元安先生，姜老师现任教于香港中文大学中医学院，姜老师当时所教授的《伤寒论》各家学说为21岁的我开启了学习中医的一扇门。另一位老师是我的西医老师、现任北京协和医院副院长杜斌老师，2008年我在协和医院内科ICU进修，杜斌老师是科主任。跟随杜斌主任学习让我真正理解了西医，学习并深刻感受到了现代医学的科学思维和科学精神。

我的老师们对我医学认识的形成有着深刻的影响，我也将此书奉献于我的老师们，感恩！

张　东